A Sabedoria das Avós

Lee Faber

A Sabedoria das Avós

dicas eternas para facilitar seu dia a dia

Tradução: Marcela Miller

Casa da Palavra

Este livro foi revisado segundo o Novo Acordo Ortográfico da Língua Portuguesa.

Direção editorial
Martha Ribas
Ana Cecilia Impellizieri Martins

Editora de textos
Fernanda Cardoso Zimmerhansl

Produção gráfica
Meyrele Torres

Copidesque
Simone Campos

Revisão
Mônica Surrage

Projeto gráfico, capa e ilustrações
Bruna Benvegnù

Diagramação
Abreu's System

CIP-BRASIL. CATALOGAÇÃO-NA-FONTE
SINDICATO NACIONAL DOS EDITORES DE LIVROS, RJ

F115s

Faber, Lee
A sabedoria das avós : dicas eternas para facilitar seu dia a dia / Lee Faber ; [tradução Marcela Miller]. - Rio de Janeiro : Casa da Palavra, 2012.
il.

Tradução de: Grandmother's wisdom : good, old-fashioned advice handed down through the ages
ISBN 978-85-7734-253-2

1. Limpeza e arrumação doméstica. 2. Economia doméstica. I. Título.

12-1487. CDD: 648.5
CDU: 648.5

CASA DA PALAVRA PRODUÇÃO EDITORIAL
Av. Calógeras, 6, sala 1.001, Centro
Rio de Janeiro RJ 20030-070
21.2222-3167 21.2224-7461
divulga@casadapalavra.com.br
www.casadapalavra.com.br

AGRADECIMENTOS

Muitas pessoas me ajudaram a escrever este livro: meus filhos e netos, meus pais, minha irmã, outros familiares e amigos que tiveram suas experiências citadas aqui; Louise Dixon, da editora Michael O'Mara, que encomendou o livro; minha editora, Hannah Knowles, que me incentivou o tempo todo; e meu maravilhoso marido, John, que teve de escutar e ler *ad infinitum* tudo o que eu decidi incorporar ao livro.

Para Kelly, Chris, Austen, Sophie e Jared, meus netos, sem os quais eu jamais poderia ter escrito este livro.

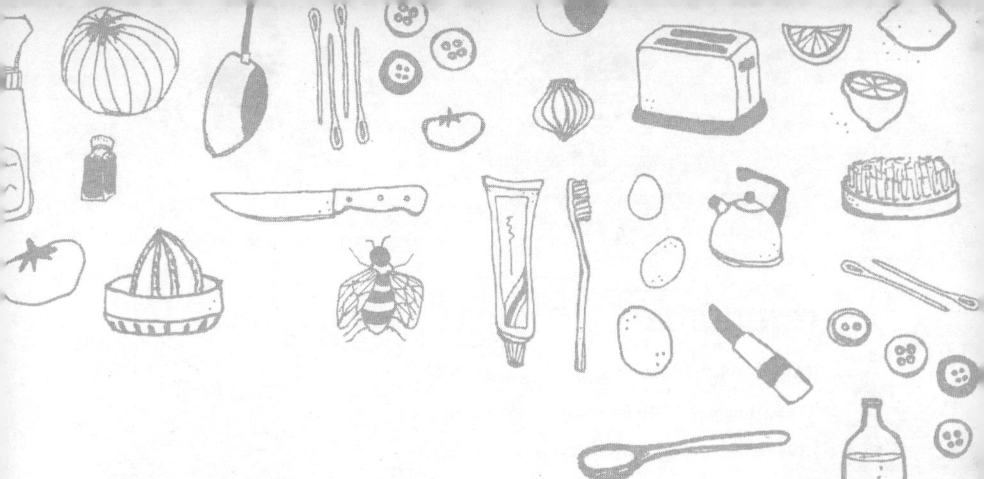

Introdução

Dicas para o lar

remédios

culinária e cozinha: o básico

receitas

plantas e animais de estimação

conselhos sobre crianças

as famílias e o convívio diário

Introdução

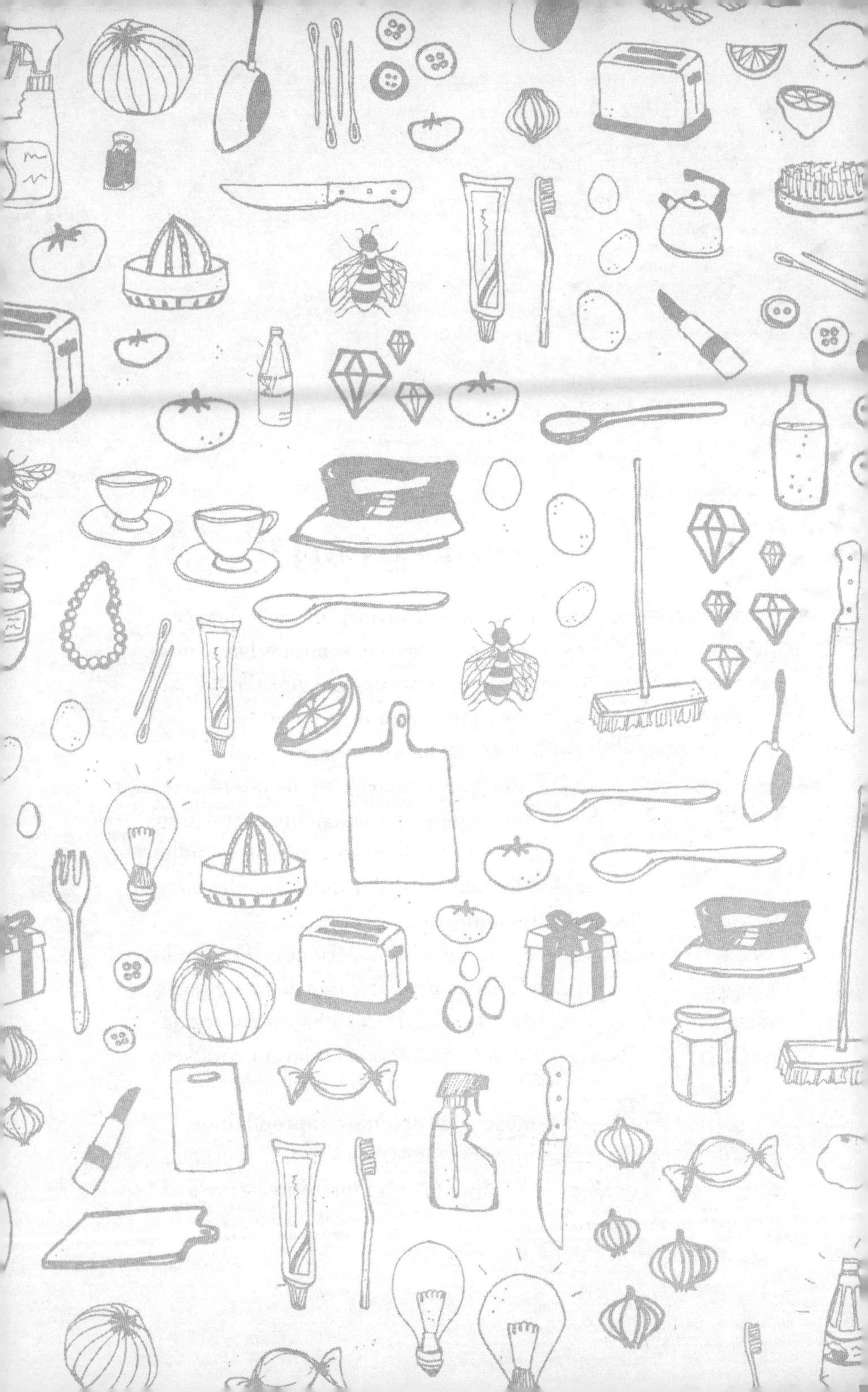

O que faríamos sem nossas avós?

As avós atuais são muito diferentes da maioria das avós dos séculos passados. Conciliamos nossos empregos, nossos lares, nossas famílias e netos – e ainda encontramos algum tempo para nossos amigos, nosso lazer e alguns mimos.

De forma geral, também parecemos diferentes – mais jovens e em melhor forma. Também temos novos jeitos de fazer as coisas, pois existem novos apetrechos que nos poupam trabalho. Mas isso não significa que tenhamos descartado os métodos e ingredientes antigos e tradicionais. Por quê? Simplesmente porque ainda funcionam muito bem.

Desde o início dos tempos, nós, quando crianças, estávamos sempre sentadas em algum banco bem próximo de nossas avós, ou ao seu lado na bancada ou mesa da cozinha, ou as seguíamos feito pequenas sombras enquanto elas lidavam com seus afazeres.

Assim – quase por osmose – absorvemos e aprendemos. E à medida que crescemos e envelhecemos, por sua vez, as crianças começam a nos observar. Sempre foi e sempre será assim: a sabedoria nunca é perdida.

Avó sempre sabe o que é melhor

Este e-mail, que me veio de uma amiga norte-americana, define perfeitamente, para mim, o que é sabedoria de avó!

Minha netinha de 4 anos apanhou algo do chão e ia colocando na boca. Eu peguei o objeto de sua mão e disse que ela não podia fazer aquilo.

– Por quê? – perguntou.

– Porque estava no chão. Está sujo, e deve ter germes – respondi.

Minha netinha me fitou com admiração e disse:

– Como você sabe tantas coisas? Você é muito inteligente.

Tive que pensar rápido.

– Todas as avós sabem estas coisas. Faz parte do Teste da Vovó. Se não passarmos no Teste, não podemos ser vovós.

Continuamos caminhando em silêncio por alguns momentos, mas era óbvio que ela estava processando as novas informações.

– Já entendi! – exclamou, radiante. – Se não passar no teste, fica sendo apenas um vovô.

– Isso mesmo! – concordei, com uma gargalhada.

Tentei juntar todos esses conselhos seculares que as queridas avós transmitiram de geração em geração e incorporá-los ao livro, junto com uma pitada das minhas experiências pessoais. Minha esperança é que você ache o livro tão útil que busque dar continuidade à tradição, e assim, continue a disseminar sabedoria.

Dicas para o Lar

A cozinha

As nossas avós tinham boas noções de como manter suas cozinhas limpas, mas sem a obsessão com a higiene que desenvolvemos recentemente.

Manter tudo o mais limpo possível na área onde se prepara os alimentos é fundamental, mas não há necessidade de se guardar um montão de produtos químicos debaixo da pia para este fim. A maior parte das coisas pode ser limpa perfeitamente bem com apenas seis produtos há muito conhecidos: vinagre, sal, água com gás, limão, cremor de tártaro e bicarbonato de sódio. Exatamente como faziam nossas avós.

Elas não tinham uma tábua de corte para cada tipo de alimento. Nem eu. Utilizo a mesma tábua de madeira há 25 anos, e a mantenho escrupulosamente limpa com apenas uma faca de aço, palha de aço e bicarbonato de sódio. Caso tenha uma mancha mais obstinada de tomate ou de alguma fruta vermelha, trapaceio um pouco e esfrego a mancha com um pedaço de limão.

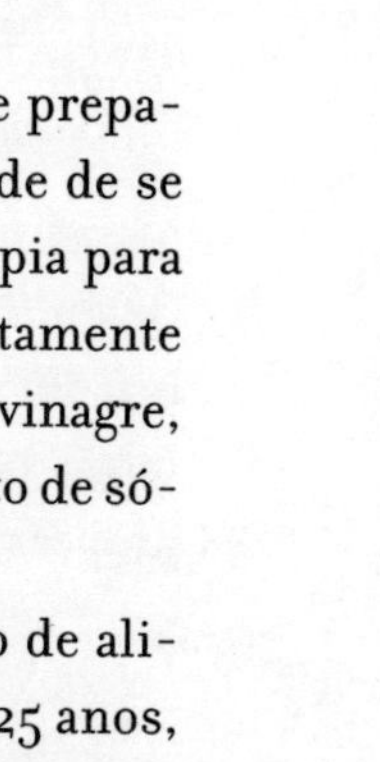

Panelas e tachos

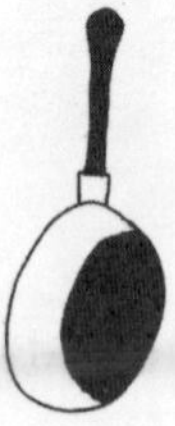

Remover comida queimada do fundo de uma panela pode ser um pesadelo. Contanto que a panela não seja antiaderente, o produto para arear ou os métodos alternativos sugeridos abaixo funcionam com perfeição, e ainda empregam ingredientes naturais, que têm a vantagem de não deixar resíduos químicos.

Fabricando seu próprio produto para arear panelas

É possível fabricar seu próprio produto para arear panelas, mais suave e sem ingredientes químicos ou artificiais nocivos, e que vai funcionar também em pias de louça e naqueles tampos de bancada mais fáceis de arranhar. Basta juntar uma xícara de sal com uma xícara de bicarbonato de sódio e misturar bem. Guardar em um recipiente fechado junto com os outros produtos de limpeza.

Quando precisar utilizar, agite a mistura, coloque um pouco sobre um pano úmido e é só arear como de costume. As panelas ficam brilhando. Seguem alguns outros métodos práticos de limpeza, a maior parte com bicarbonato de sódio.

- Antes de começar a lavar a louça, molhe a área queimada da panela, espalhe sal por cima e aguarde 10 minutos antes de esfregar.
- Tente soltar a comida queimada cozinhando-a. Encha a panela de água, acrescente 30 ml (duas colheres de sopa) de bicarbonato de sódio e esquente no fogão. Quando a água começar a ferver, abaixe o fogo e utilize uma espátula de metal para raspar a comida queimada do fundo da panela.

Desligue o fogão e aguarde a água esfriar. A panela poderá então ser limpa sem maiores transtornos ou trabalho adicional.

- Deixe a panela de molho em uma solução de bicarbonato de sódio por 10 minutos antes de lavar. Outro método é esfregar a panela com bicarbonato de sódio e o lado áspero de uma esponja de lavar louça.
- Para panelas muito queimadas, espalhe uma camada grossa de bicarbonato de sódio no fundo da panela e depois salpique água suficiente apenas para umedecer o bicarbonato de sódio. Deixe a panela descansar assim por uma noite e, então, esfregue.
- Para panelas antiaderentes faça uma pasta de bicarbonato de sódio e água. Coloque sobre um pano e esfregue a panela suavemente. A gordura queimada vai sair sem danificar a camada antiaderente. Esse processo também serve para remover quaisquer odores de cozimento persistentes.
- A dica do bicarbonato de sódio também se aplica a assadeiras de metal e placas giratórias de fornos micro-ondas. Primeiro, espalhe bicarbonato de sódio sobre o fundo da assadeira ou placa giratória e deixe por alguns minutos, depois acrescente uma mistura de quatro partes de água e uma parte de vinagre branco. A espuma que se forma pela reação é capaz de remover qualquer gordura.
- No caso de panelas de alumínio que tenham manchas, misture cremor de tártaro, que é um ácido fraco, com água fervente suficiente para fazer uma pasta e aplique sobre as áreas manchadas.

Manchas de café ou chá em xícaras

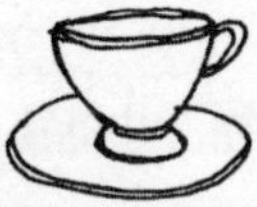

Não é necessário recorrer ao uso de alvejantes para remover manchas de xícaras e copos de porcelana claros. Uma alternativa bem mais saudável é o sal. Basta esfregar as áreas manchadas com um pano ou esponja e sal ou, caso precise de um limpador mais forte, pode-se utilizar uma solução de partes iguais de sal e vinagre de malte.

Limpando a pia da cozinha

Independente de ser feita de aço inox, louça, acrílico ou esmaltada, o melhor modo de deixar uma cuba impecavelmente limpa é lavar ou, pelo menos, esfregar com um pano e enxaguar após cada uso.

Mesmo não despejando a gordura usada pelo ralo da pia, o uso diário faz com que ele acabe ficando entupido por lavarmos panelas e pratos com resíduos de gordura. Com o tempo, o ralo pode começar a emanar um cheiro desagradável. Para manter o ralo limpo e com boa vazão, misture sal em uma jarra de água morna, até deixar a água leitosa, e derrame no ralo. Aguarde uns 15 minutos e depois abra a torneira e deixe a água correr para retirar a solução de sal.

A própria pia pode ser limpa espalhando-se um pouco de bicarbonato de sódio pelas superfícies e borrifando-se um pouco de vinagre branco com um borrifador de plástico. Ou, então, espalhe o bicarbonato de sódio e esfregue a pia com meio limão – o que tem a vantagem de deixar um cheiro muito agradável.

No caso de uma cuba de louça manchada de chá ou café, uma boa dica é espalhar detergente em pó para máquina de lavar louça e aguardar por uns 30 minutos. Depois, esfregue com uma esponja ou pano de limpeza de microfibras.

Água com gás é um limpador eficiente para cubas e talheres feitos de aço inox.

Sabonete antibacteriano

Eis um produto que minha avó não tinha na sua cozinha, mas que não falta na minha. Aprendi da pior forma possível.

Sofri um pequeno corte em um dedo alguns anos atrás, na época de Natal, e tive uma sépsis após rechear um peru (carnes cruas podem conter muitas bactérias).

No dia primeiro, havia uma vermelhidão subindo pelo meu antebraço e fui correndo para o pronto-socorro. Lá, foi administrada uma antitetânica e colocaram meu braço numa tipoia por alguns dias. Depois, um amigo que é chef de cozinha, me ensinou que se deve sempre ter sabonete antibacteriano na pia para ser usado depois de tocar quaisquer alimentos crus. Sigo esse conselho à risca e não me arrependo.

Limpando cromados

Tenho uma linda torradeira cromada na minha cozinha. As torneiras da minha cozinha e dos banheiros também são cromadas. Enquanto que é possível lavar as torneiras com água e sabão, não se deve molhar uma torradeira. Se quiser utilizar sabão para limpar um aparelho elétrico, não esqueça de tirá-lo da tomada primeiro. Depois passe um pano macio ou uma esponja com sabão e depois outro pano úmido apenas com água. Para remover marcas de dedos e fazer o

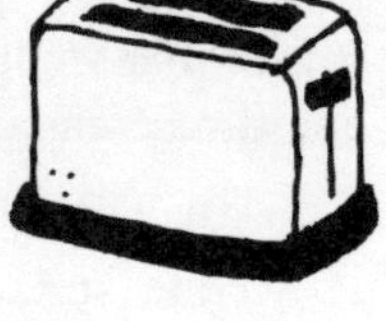

cromado brilhar para valer, pode-se borrifar com limpa-vidros ou polir com um polidor de prata.

Travessas refratárias de vidro ou louça

Crostas de comida assada em travessas refratárias de vidro ou louça podem ser removidas enchendo os recipientes com uma solução obtida fervendo 60 ml de vinagre branco em 450 ml de água e deixando-os de molho por uma noite. Pode ser preciso aumentar a quantidade no caso de travessas maiores. Bastará então lavar as travessas normalmente com detergente e água quente.

Limpando o forno

Limpar o forno deve ser uma das tarefas menos populares. No entanto, a seguinte dica vai poupar muito trabalho. Antes de lavar a louça depois do jantar, passe uma solução obtida fervendo 60 ml de vinagre branco com 180 ml de água pelas paredes e pelo fundo do forno enquanto ainda estiver morno (morno mesmo, não quente). Assim não terá de utilizar um produto específico para limpar fornos.

Mantendo a geladeira e o freezer livres de odores

Minha mãe sempre mantinha uma caixa de bicarbonato de sódio aberta no refrigerador para neutralizar quaisquer odores. Faço a mesma coisa (mas tenho um boneco de neve de isopor para tal). Pode-se fazer o mesmo no freezer. É preciso lembrar-se de substituir o bicarbonato a cada três meses para manter suas propriedades. Escreva a data da substituição no recipiente para servir de lembrete.

Coisas grudentas

Existem duas soluções ao se trabalhar com ingredientes grudentos na cozinha: usar luvas de látex e óleo vegetal em spray.

- Quando você utilizar um copo ou colher para medir mel, melado ou glucose de milho, espalhe um pouco de óleo vegetal sobre a colher ou dentro do copo para fazer a substância deslizar sem grudar.
- É bom ter todos os ingredientes necessários à mão antes de começar a amassar massas pegajosas, preparar empanados para fritura, temperar carne moída ou trabalhar com chocolate. Colocar luvas de látex pode ser bastante útil, pois permite amassar e misturar à vontade, e, depois, pode-se simplesmente jogar as luvas no lixo se estiverem muito pegajosas ou lavar as mãos com as luvas e em seguida tirá-las, guardando-as para usar outra vez.
- Ao usar adesivos à base de cianoacrilato (tipo Super Bonder) é preciso primeiro preparar a superfície sobre a qual vai trabalhar. Eu utilizo papel-manteiga, pois jornal ou papel pardo tendem a grudar no objeto a ser colado. Em seguida, coloque as luvas de látex e abra o frasco de cola. Mantendo as peças a serem coladas sobre o papel, espalhe a cola nas superfícies a serem unidas. Junte as peças e pressione com firmeza enquanto conta até cem. Coloque o objeto colado sobre o papel e deixe secar por completo. O objeto deve estar firmemente colado... mas não deve grudar no papel.

Limpando o banheiro em 20 minutos

Ter mais do que apenas um banheiro em casa tem suas vantagens e desvantagens. O lado positivo é que não é preciso esperar para utilizá-lo quando há alguém lá dentro. O lado negativo é que temos mais áreas difíceis para manter limpas.

É possível amenizar o lado ruim ao estabelecer uma boa rotina. Caso os banheiros tenham sido um pouco negligenciados, pode levar mais tempo da primeira vez, mas depois será bem mais tranquilo. Uma boa limpeza semanal será suficiente, a menos que o banheiro seja muito usado.

1. Retire quaisquer decorações das prateleiras e peitoris de janelas e coloque do lado de fora do banheiro. Substitua as toalhas e tapetes de banho caso necessário, colocando as peças usadas para lavar.
2. Varra ou passe o aspirador pelo chão.
3. Borrife a pia e o tampo da bancada com um produto limpador apropriado e deixe agir enquanto prossegue com outras tarefas.
4. Limpe o espelho.
5. Borrife o piso e paredes do boxe do chuveiro ou a banheira com o produto limpador e enxague com água do chuveiro. Uma limpeza diária da porta do boxe tornará a tarefa ainda mais fácil. Do mesmo modo, se você preferir banheiras, uma limpeza da mesma após cada banho evita a formação de "linhas d'água" mais difíceis de limpar semanalmente.

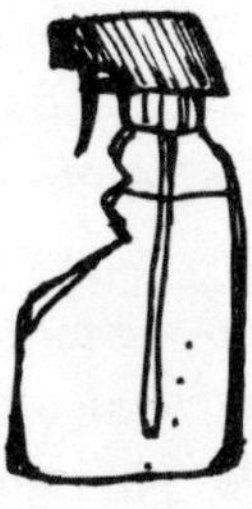

6. Borrife o interior da privada com um limpador apropriado e deixe agir.

7. Esfrege a pia e o tampo da bancada, enxague bem e seque com um pano limpo. Use este mesmo pano para polir as torneiras.

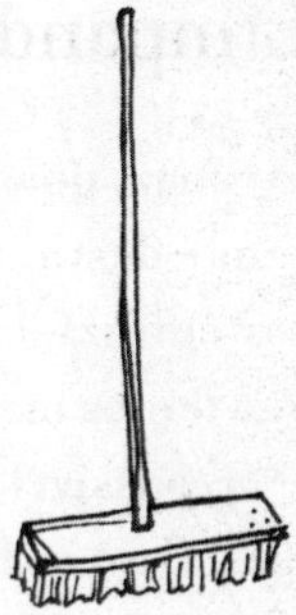

8. Escove bem o interior da privada com a escova apropriada. Puxe a descarga para eliminar a sujeira. Passe um pano umedecido com desinfetante ou bórax no exterior da privada. Não se esqueça de limpar bem atrás do assento e ao redor da base.

9. Lave o chão (caso seja lavável, claro). Se o banheiro for pequeno – como o meu –, borrife o produto limpador diretamente no chão e esfregue com uma esponja ou pano de limpeza. Deixe secar por uns 15 minutos.

E pronto. Caso tenha objetos de decoração, tire a poeira ou lave-os, conforme a necessidade, antes de recolocá-los nos seus lugares.

Depósitos calcários

Depósitos calcários são um problema muito comum que pode estragar seu café ou chá matinal se não for resolvido rapidamente. Seguem algumas dicas certeiras – e naturais – para remover estas incrustações.

Bicos de torneiras e espalhadores de chuveiros

No caso de torneiras equipadas com arejador, normalmente é possível desenroscar o bico arejador, que deve então ser deixado de molho em vinagre branco por uma noite. Se não for possível desenroscar o bico, será necessário desobstruir os orifícios um por um com um palito de madeira, o que deve tirar todas as incrustações. Os mesmos métodos servem para os espalhadores de chuveiros e duchas.

Chaleiras

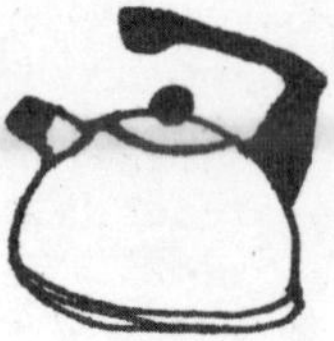

Chaleiras precisam ter suas incrustações removidas não somente porque fragmentos da crosta acabam se soltando e indo parar nas xícaras junto com a água, mas também porque chaleiras com depósitos calcários demoram mais a esquentar e estragam mais rápido. É possível utilizar tanto vinagre como suco de limão.

Se optar por vinagre, utilize partes iguais de vinagre branco e água. Encha a chaleira e deixe de molho. Às vezes o cheiro de vinagre permanece depois de lavar. Será preciso então espremer o suco de um limão em 300 ml de água e ferver esta mistura na chaleira. Depois de esvaziada e enxaguada, a chaleira ficará com um cheiro bastante agradável.

A privada

Marcas de má aparência logo abaixo da borda da privada que resistam a limpeza por outros meios podem ser removidas com pedras-pomes, bastando esfregar as marcas com a pedra e depois escovar a privada normalmente.

Dois comprimidos efervescentes para limpeza de dentaduras (tipo Corega Tabs) jogados na privada também limpam as áreas fora do alcance da escova.

Vinagre, o produto de limpeza milagroso

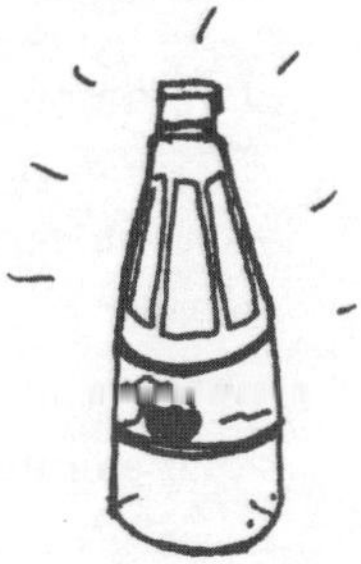

Ao olhar sob a pia da cozinha, é provável que você encontre uma dúzia ou mais de produtos de limpeza com propósitos específicos: limpa-vidros, limpadores para piso, limpadores para fornos, desodorizadores, e por aí vai.

Todos podem ser jogados fora e substituídos por um único limpador milagroso que não somente serve para deixar tudo na cozinha limpo e brilhante, como pode ser utilizado em todos os cômodos da casa. Aliás, é bem provável que este produto já se encontre na cozinha, como também era encontrado nas cozinhas da sua mãe, avós e bisavós. É o vinagre branco.

Este ácido suave consegue limpar e dar brilho a tudo em uma casa. Uma mistura de uma parte de vinagre para cinco partes de água serve para limpar até vidros de janelas e lentes de óculos! Utilizado puro, serve para neutralizar os odores de comida azedada em recipientes usados para guardar alimentos. O espalhador do chuveiro deixado de molho em vinagre fica livre das obstruções causadas pelos depósitos calcários. Um pano umedecido com vinagre, passado sobre o fogão e nas paredes próximas, evita o depósito de gorduras de cozimento. Diluído em água e fervido, serve para remover quaisquer odores desagradáveis na cozinha. Esses são apenas alguns dos muitos usos do vinagre. Várias outras informações específicas aparecem neste capítulo.

Erradicando traças

As traças podem ser um verdadeiro problema em uma casa, entrando nos armários da cozinha e fazendo buracos nas roupas.

Seguem algumas dicas para lidar com esses bichinhos indesejáveis:

Traças na cozinha

- Ao comprar farinha, arroz e outros grãos, coloque-os no congelador por alguns dias. Depois, as embalagens podem ser armazenadas tranquilamente nos armários da cozinha. Ao abrir a embalagem, caso não vá utilizar todo o conteúdo, armazene o que sobrar em potes de vidro (de geleia, maionese, etc.) limpos, com tampa de rosca ou recipientes plásticos bem vedados.
- Mantenha os sacos de farinha abertos dentro de sacos plásticos na geladeira. Com sorte, não haverá mais infestações. Colocar fita dupla face dentro dos armários também serve de armadilha para traças.

Traças nas roupas

- É preciso lavar e secar todas as roupas ao primeiro sinal de traças. Pulverize inseticida antitraça nos armários vazios e pendure naftalina para servir de repelente.
- Desumidificadores ajudam a evitar traças, mantendo o ambiente seco demais para estes insetos.
- Passar as roupas ajuda a matar quaisquer larvas de traças presentes nos tecidos.
- Caso nada disso funcione, você terá de recorrer a serviços profissionais, pois será impossível conter uma infestação em grande escala sem esta medida.

Recolhendo vidro quebrado

Quebrar um objeto de vidro representa um problema. Sempre surgem pequenos cacos mesmo depois de termos varrido ou passado o aspirador várias vezes no local. A melhor maneira de recolher esses fragmentos microscópicos é umedecer uma toalha de papel resistente e passar por toda a área. É preciso fazer isso várias vezes (com novas folhas de papel) até não vermos mais nenhum brilho dos estilhaços. Não se deve mexer no papel usado com o dedo – um corte será inevitável e trará novos problemas. No entanto, este método não funciona com carpetes – como descobri recentemente ao sofrer um corte em um dedo! Nesse caso, vassourinha e pá continuam sendo o melhor método.

Reciclando meias-calças danificadas

Não é preciso jogar fora uma meia-calça com um pequeno furo ou fio puxado. Ainda serve para muita coisa. Seguem algumas formas úteis de reaproveitá-la:

- Ao deixar cair no chão um objeto pequeno demais para ser facilmente encontrado (por exemplo, um brinco, uma agulha, uma pílula, etc.), corte a perna de uma meia-calça e coloque-a sobre o bocal do aspirador de pó. A sucção vai tirar o objeto do chão e mantê-lo colado ao tecido da meia-calça.
- Após engraxar um par de sapatos, passar uma meia-calça embolada vai dar um brilho a mais.
- Armazene cebolas na perna de uma velha meia-calça. Colocar as cebolas dentro do saco formado pela perna e pendurá-las fará com que durem mais tempo. Bulbos de plantas (tipo junquilhos) também podem ser armazenados do

mesmo modo, com a vantagem de ficarem protegidos de pequenos insetos e pragas em busca de alimento.

- Ao transplantar plantas para vasos maiores, corte um círculo de tecido da meia-calça do mesmo diâmetro que o fundo do vaso e coloque no fundo, debaixo de umas pequenas pedras, e complete com terra e adubo. Isso evita que a terra seja perdida pelo furo do dreno a cada vez que a planta for regada.
- Corte as meias-calças em tiras para usar como recheio de almofadas, travesseiros ou bichos de pelúcia.

Escovas de dente não limpam só dentes

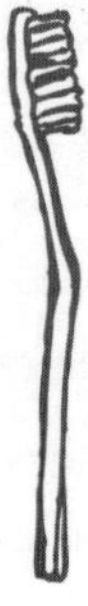

Escovas de dente velhas são extremamente úteis para limpar pequenos lugares que outros meios não podem alcançar. Algumas áreas podem ser limpas apenas com uma escova seca, mas outras ficariam melhores usando-se uma escova molhada em água sanitária ou vinagre. Seguem algumas ideias. No entanto, você poderá descobrir muitas outras.

No banheiro

- Utilize uma escova de dente velha para limpar os trilhos das portas corrediças do boxe.
- Escove a parte inferior de torneiras e o local onde se juntam com a pia com uma escova de dente molhada em vinagre.
- Deixe os espalhadores de chuveiro e duchas de molho em vinagre e depois esfregue-os com uma escova de dente velha.

- O rejunte entre os ladrilhos pode ser pulverizado com vinagre. Aguarde alguns minutos e escove-o com uma escova de dente velha.

Na cozinha

- Maçanetas, puxadores de gaveta e botões do fogão podem ser desengordurados com uma escova de dente velha.
- Abridores de lata manuais giratórios podem ter as "rodinhas" limpas com uma escova de dente velha.
- A vedação da cuba com a bancada pode ser limpa com uma escova de dente velha para remover o acúmulo de pó de café e outros resíduos.
- Escove a emenda do fogão com a bancada da cozinha com uma escova de dente velha.

No resto da casa

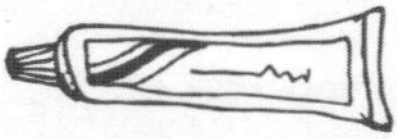

- Marcas de giz de cera podem ser removidas com uma escova de dente velha e um pouco de pasta de dente e água, e em seguida limpas com um pano úmido ou esponja.
- Limpe ao redor de espelhos de interruptores e de tomada com uma escova de dente velha.

Como dobrar um lençol de baixo com elástico

Dobrar lençóis com elástico é uma tarefa bastante trabalhosa, e cada um desenvolve sua própria maneira. Seguem instruções para tornar o processo o mais simples possível:

1. Retire o lençol da secadora de roupas ou do varal e sacuda bem. Assegure-se de que esteja segurando o lençol de modo que o comprimento esteja perpendicular ao seu corpo.
2. Coloque um dos lados do comprimento em cima de uma superfície plana grande – como uma cama, por exemplo.
3. Pegando o outro lado do comprimento, enfie um dos cantos com elástico dentro do canto oposto, como se estivesse colocando a mão no bolso.
4. Repita a operação com o outro canto. Erga a ponta do lençol com uma das mãos dentro de um canto e a outra mão no outro canto.
5. Traga um par de cantos para junto do outro, e enfie um par dentro do outro. Todos os cantos estarão agora em uma só mão. Junte as bordas do lençol com a mão livre e coloque novamente sobre a superfície plana. Alise, ajeite e alinhe as bordas.
6. Os lados com o elástico estarão agora para o lado direito e as bordas retas para o lado esquerdo. Agora dobre por cima para conseguir um canto bem reto no lado superior esquerdo.
7. Coloque sua mão dentro do canto superior direito e, enquanto o mantém esticado, ajeite a parte de cima e a de baixo do lado com elástico no lado direito, deixando tudo bem reto.
8. Pegue agora o lado esquerdo do lençol e dobre até o lado com o elástico. Alise bem. Deverá haver agora um retângulo bem esticado e liso. Enfie os dedos de baixo e dobre ao meio, repetindo esta operação caso necessário.

Agora ele vai poder ser guardado no armário de roupa de cama sem sequer parecer um lençol com elástico.

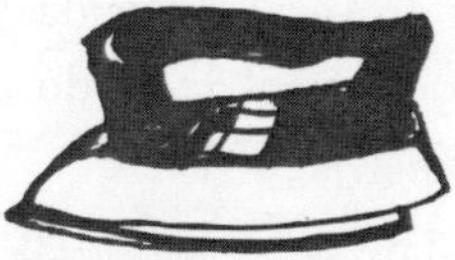

Como passar uma camisa

É melhor passar a roupa quando ela ainda está levemente úmida. No entanto, os novos ferros a vapor compensam isso, especialmente aqueles com vaporizador e borrifador. Por incrível que pareça, foi meu pai que ensinou tanto a minha mãe quanto a mim a passar roupa. Ainda hoje, passo camisas exatamente da forma que ele me ensinou.

É preciso ter uma boa tábua de passar que seja bem estável e um ferro de passar perfeitamente limpo e liso. Se estiver passando uma camisa nova pela primeira vez, é melhor testar uma pequena área no lado de dentro para verificar se o ferro está na temperatura certa para aquele tipo de tecido.

1. Inicie com o colarinho. Com ele plano e aberto sobre a tábua, passe primeiro no lado de dentro e depois no lado de fora.

2. Depois passe o interior de um dos punhos, seguido do lado externo. Alinhe a manga na tábua, assegurando-se de que a costura esteja bem reta, e passe um lado. Vire a manga e passe o outro lado. Caso tenha pregas na manga, passe o bico do ferro cuidadosamente dentro de cada uma. Repita o processo com a outra manga.

3. Estenda a camisa pelo comprimento da tábua e passe os ombros e depois as costas.

4. Finalmente, passe a frente. Comece com os bolsos – se tiver – e siga para os debruns dos botões e das casas, para finalizar com a frente.

Como limpar diamantes

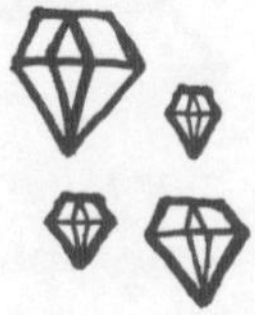

Os diamantes podem até ser os melhores amigos das mulheres, mas só se estiverem limpos e cintilantes. Essas dicas servem para manter diamantes – por mais modestos que sejam – no seu melhor estado.

Misture uma parte de amônia para seis partes de água em uma vasilha apropriada para ir ao forno micro-ondas. Esquente até ferver por 2 minutos (sem a joia).

Tire a vasilha e coloque a joia dentro da solução. Deixe de molho por 5-10 minutos.

Derrame um pouco de detergente de lavar louça sobre uma escova de dente e esfregue a joia, com atenção particular aos sulcos e recortes. Enxague e seque com um pano macio.

Cuidando de pérolas

Pérolas são extremamente frágeis – inclusive as pérolas de cultura que têm uma camada mais grossa de madrepérola – e carecem de muitos cuidados. (As seguintes dicas são para pérolas naturais e pérolas de cultura. Pérolas falsas não requerem os mesmos cuidados).

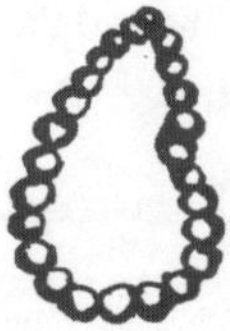

- Pérolas devem ser usadas com muita frequência. Até mesmo todos os dias, segundo algumas pessoas. Mas isso limita muito nossa escolha – afinal, certamente teremos outras joias à disposição.
- Sempre use pérolas diretamente sobre a pele.
- As pérolas devem ser as últimas coisas a serem colocadas e as primeiras coisas a serem tiradas. Não colocar pérolas até ter passado quaisquer loções, terminado a maquiagem e ter

colocado perfume. Isso evitará o acúmulo desses produtos sobre as pérolas.

- Passe um pano macio, que não solte pelos, sobre as pérolas depois do uso.
- Guarde as pérolas em uma bolsinha macia ou embrulhadas em um pano para evitar seu atrito com outras joias.

remédios

Picadas de inseto e seu tratamento

Picadas de abelha

As abelhas são criaturas muito úteis. Também parecem bem simpáticas com seu corpo dourado e peludo. No entanto, uma picada dessas abelhas não tem nada de simpático. Seu ferrão farpado fica enterrado na pele, injetando veneno, e pode até mesmo se enterrar ainda mais fundo se for esfregado. Mas a abelha também se dá mal, pois acaba morrendo depois da picada.

A dica aqui é remover o ferrão o mais rápido possível. Utilize a ponta da unha, uma lixa de metal ou até mesmo o lado de um cartão de crédito para deslizar cuidadosamente debaixo do ferrão e forçá-lo para fora. Não tente utilizar pinças como se fosse uma farpa. Apertar o ferrão pode injetar ainda mais veneno dentro da pele. Assim que possível, lave a área afetada com água e sabão ou um antisséptico.

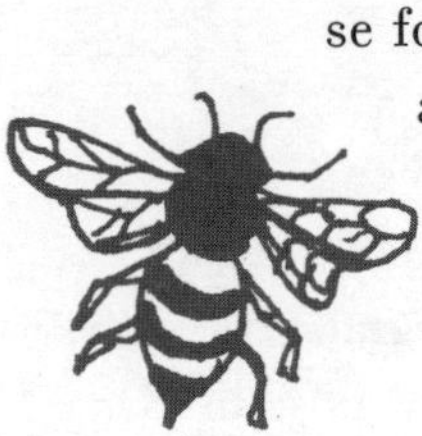

Picadas de zangão e marimbondo

Diferente de suas primas abelhas, o zangão tem ferrões lisos, assim como os marimbondos. Isso significa que podem picar inúmeras vezes. Portanto, se receber uma picada e o inseto ainda estiver voando por perto, NÃO tente matá-lo, pois isso pode deixá-lo ainda mais furioso. CORRA!

Mesmo assim, dói muito. O próximo passo é amenizar a dor o mais rápido possível. Existem vários meios de fazer isso.

Gelo: uma aplicação de gelo (podendo ser apenas um único cubo) colocado sobre a picada vai diminuir o inchaço e reduzir a disseminação do veneno.

Calor: também funciona. Caso você tenha um secador de cabelos por perto, ligue-o direcionado ao local da picada, com cuidado para não queimar.

Aspirina: umedeça o local da picada e esfregue um comprimido de Aspirina na área molhada. Não utilize este método se a pessoa tiver sensibilidade ou alergia a Aspirina.

Bicarbonato de sódio: faça uma pasta com água e aplique sobre a picada.

Lama: caso não tenha mais nada disponível, uma pasta de lama (apenas uma mistura de terra e água fria) pode aliviar a dor da picada. Aplique-a, e cubra com uma bandagem, lenço ou filme plástico, deixando até a lama secar.

Picadas de mosquito

Para repelir os mosquitos, em vez de se besuntar com loções repelentes, é possível comer alimentos com alto teor de vitamina B1, incluindo cereais integrais, aveia, arroz integral, nozes e similares, produtos lácteos e carne vermelha. Outra possibilidade é simplesmente tomar suplementos dessa vitamina comprados em farmácias e lojas de produtos naturais.

Queimaduras de urtiga

O melhor procedimento ao entrar em contato com urtigas é limpar qualquer lama ou sujeira do local atingido com água fria e uma toalha. Evite esfregar com força, o que pode aumentar a irritação.

Caso saiba reconhecer plantas, procure por folhas de azedinha (*Rumex acetosa*), que costuma crescer próximo às urtigas, tem folhas grandes e um caule grosso. Arranque uma folha com o caule e amasse bem a ponta do caule até amolecer o suficiente para poder esfregar no local atingido. No entanto, se você for como eu e não entender nada de plantas, é melhor tentar os seguintes remédios:

- Aplique qualquer produto alcalino na área atingida, como bicarbonato de sódio, pepino, salsinha, aipo ou alface.
- Cuspa na área atingida – mas sem tocar com a boca. Isso apenas serve para aliviar a dor temporariamente, mas pelo menos é um remédio sempre disponível. Esfregue a saliva sobre a área afetada com um pano limpo ou lenço de papel.

Queimaduras de água-viva

As queimaduras de águas-vivas são causadas por contato com os tentáculos compridos suspensos debaixo do corpo em forma de sino. As queimaduras causadas por águas-vivas e caravelas são extremamente nocivas. Uma das minhas filhas foi queimada enquanto nadava no mar na Flórida e um vizinho prestativo prontamente me deu um produto amaciante de carne para esfregar no local atingido. Esse produto contém uma enzima chamada papaína, que anula a proteína do veneno.

Como algumas águas-vivas são mais perigosas do que outras (as do Indo-Pacífico e da Austrália são as piores), é melhor procurar por cuidados médicos rapidamente, mas, caso não seja possível, enxague a área atingida com água do mar abundante. NÃO utilize água doce, pois aumenta a liberação de toxinas. Remova quaisquer tentáculos ainda presos à pele usando luvas ou pinças.

Mesmo parecendo óbvio, o melhor modo de tratar queimaduras causadas por água-viva é evitar que ocorram, ou seja, não nadar em águas infestadas por esses animais.

Amenizando a dor de queimaduras

Queimaduras pequenas, porém dolorosas, podem ser tratadas abrindo-se uma cápsula de vitamina E e aplicando-se o conteúdo ao local queimado. Ou quebrando-se uma folha de babosa (*Aloe vera*) madura e espremendo o gel na área queimada.

Mas esses conselhos são para queimaduras sem gravidade, de primeiro ou segundo grau. Caso a pele esteja com bolhas e o local seja maior do que uma moeda de 25 centavos, ou caso seja tão severa que nem dói (pois os terminais dos nervos foram danificados), a pessoa precisa urgentemente de cuidados médicos.

Livrando-se de piolhos

Piolhos não são o pior dos desastres (mesmo que pensemos isso ao encontrá-los – ou seus ovos, as lêndeas – nas cabeças de nossas crianças). Ao contrário do que se costuma acreditar, os piolhos preferem um hospedeiro humano limpo com cabelos asseados ao invés de uma criança descuidada com os cabelos sebentos. Uma criança que frequenta a escola, creche, vai a festas infantis ou a qualquer outro lugar com outras crianças pode muito bem trazer esta praga indesejável para casa.

A maior parte dos remédios disponíveis tende a ser bastante agressiva com o couro cabeludo. Mas pode-se optar por um método mais natural, tal como maionese ou azeite de oliva.

Utilize um vidro de maionese novo que ainda não tenha ido à geladeira (pois estaria frio demais). Cubra os cabelos da criança com a maionese e depois coloque uma touca de banho ou saco plástico por cima de tudo para evitar que escorra ou pingue. Deixe por 2 horas. Em seguida, retire a touca de banho, jogando-a fora; lave suas mãos e as mãos da criança para depois lavar bem o cabelo dela com xampu. Pode ser necessário fazer várias lavagens com xampu para realmente deixar o cabelo limpo e sem cheiro.

Uma vez limpos, enxague os cabelos e couro cabeludo da criança com vinagre de vinho branco, o que vai ajudar a soltar quaisquer lêndeas ainda presas aos fios de cabelo. Depois enxágue com água morna. Penteie e desemaranhe os cabelos com um pente de dentes bem separados e depois penteie novamente com um pente apropriado para piolhos, daqueles com dentes bem finos. Retire quaisquer lêndeas encontradas e coloque-as em uma tigela contendo vinagre de vinho branco ou água com sabão.

Se ainda encontrar muitas lêndeas nos cabelos, coloque uma toalha limpa em uma mistura de partes iguais de água e vinagre e enrole na cabeça da criança por mais 1 hora. Em seguida, lave novamente com xampu e enxague conforme o procedimento anterior.

Todas as roupas, toalhas e roupas de cama que tiveram contato com a criança nos últimos sete dias deverão ser lavadas em água quente e depois secadas no ciclo quente da secadora, caso exista essa possibilidade. Escovas de cabelo, pentes, adornos, elásticos e outros acessórios para os cabelos deverão ser jogados fora ou deixados de molho em vinagre quente. Também será preciso passar o aspirador de pó meticulosamente sobre móveis, carpetes e tapetes.

Os cabelos da criança (e dos demais residentes da casa) devem ser verificados diariamente até se ter certeza de estarem livres dos piolhos. É bom conversar com as crianças mais velhas para reiterar que elas não devem pegar emprestados, nem emprestar, escovas de cabelos nem pentes.

Livrando-se de pulgas

Se você tiver animais de estimação em casa, um dia também terá pulgas. Métodos puramente naturais, tais como passar óleo de eucalipto sobre a pele e pelos ou banhos com xampu de poejo funcionam muito bem, como também ervas naturais em pó. Se os animais aceitarem bem, podem receber comprimidos ou cápsulas de alho ou levedura de cerveja, que são muito eficientes para afastar as pulgas. No entanto, caso a infestação persista, é recomendável consultar o veterinário para um tratamento mais forte.

Plantas, ervas e especiarias que curam

Plantas, ervas e especiarias têm muitos outros usos além da culinária. Jardineiros perspicazes têm utilizado ervas para curar moléstias comuns há séculos. Doenças sérias sempre requerem cuidados médicos, mas os remédios naturais funcionam muito bem para queixas menores. No entanto, é aconselhável que uma pessoa submetida a um tratamento sob receita médica deva consultar um farmacêutico antes de experimentar algum desses remédios.

Seguem algumas das opções mais comuns:

Alho: além de servir para manter os vampiros afastados, também é ótimo para prevenir resfriados, aliviar tosses e sintomas dos resfriados comuns.

Babosa (*Aloe vera*): esta planta cresce bem e fica linda no peitoril de uma janela. As folhas maduras contêm um gel que é um ótimo remédio para todos os tipos de queimaduras.

Camomila: costuma ser utilizada como chá e tem um efeito calmante sobre o sistema digestivo, podendo também aliviar pequenos problemas de pele.

Equinácea: reforça o sistema imunológico e previne resfriados. No caso de resfriados em curso, a equinácea muitas vezes diminui a severidade e duração.

Erva-de-são-joão: é um remédio natural para tratar depressões brandas e melancolia. No entanto, tem efeitos colaterais e, portanto, apenas deve ser utilizada sob aconselhamento profissional.

Gengibre: supostamente ajuda a circulação sanguínea. Também ajuda nos casos de náuseas, portanto sempre tenho um frasco de gengibre cristalizado à mão.

Óleo de lavanda: tem propriedades curativas bastante abrangentes. É antisséptico, o que o torna um excelente produto de limpeza geral quando diluído em água morna. Também é um dos poucos óleos essenciais que podem ser aplicados diretamente sobre a pele sem ser diluído. É amplamente utilizado na aromaterapia. Pessoas que sofrem de ansiedade podem colher uma ponta de lavanda, amassar na mão e inalar o perfume para se acalmarem.

Óleo de melaleuca: é muito versátil e é utilizado para inúmeros propósitos devido às suas propriedades antissépticas e antifúngicas.

Valeriana: a insônia muitas vezes é causada por ansiedade e a valeriana pode propiciar um sono calmo e repousante.

Dores de dente

Desnecessário dizer que marcar uma consulta urgente com o dentista é indispensável tão logo surja uma dor de dente. Mas isso pode ser impossível caso aconteça em pleno domingo ou feriado. Assim, é uma boa ideia manter um frasco de óleo de cravo junto com os outros remédios da casa para alguma emergência desse tipo. Ele pode ser comprado em farmácias sem receita médica.

O óleo de cravo contém uma grande quantidade do composto eugenol, que é um anestésico e antisséptico. Os dentistas utilizam eugenol para aliviar dores e representa uma solução temporária segura e eficiente para dentes doloridos. Deve ser aplicado diretamente sobre o dente e não ingerido.

Se não houver óleo de cravo disponível, é possível ferver uma parte de sementes de gergelim para duas partes de água até reduzir o líquido pela metade e aplicar sobre o dente afetado, pois o gergelim contém pelo menos sete compostos que aliviam dores.

Coma salsinha

As folhas de salsinha que guarnecem seu prato são muito mais do que simples decoração e trazem muitos benefícios à saúde. Podem refrescar o hálito, por exemplo. Minha mãe afirmava que salsinha era bom para os nervos e gostava de mastigar uns ramos. Hoje existe confirmação científica para aquilo que sempre achei que fosse apenas folclore. Parece que os nutrientes contidos na salsinha têm ótimos efeitos terapêuticos para os nervos ópticos, cérebro e todo o sistema nervoso simpático.

Dores de cabeça e enxaquecas

Estas são queixas comuns, e as pessoas que sofrem de uma ou outra sabem que de fato podem ser debilitantes. Nos dois casos, é aconselhável evitar cafeína, chocolate, queijo, frutas cítricas e álcool. Também é bom evitar a queda dos níveis de açúcar no sangue comendo pouco, mas várias vezes ao dia, em vez de apenas três refeições pesadas. Os alimentos ricos em vitamina E também são benéficos para as pessoas que sofrem de dores de cabeça crônicas (nozes e castanhas, vários óleos vegetais, musli ou granola e abacates), e afirma-se que o gengibre, colocado tanto na comida como em bebidas, serve para aliviar enxaquecas.

Velhos remédios naturais

A lista de remédios caseiros a seguir certamente não encerra o assunto, incorporando apenas aqueles que eu mesma ou pessoas da minha família experimentaram e comprovaram pessoalmente ser eficientes.

Aftas

Algumas pessoas parecem ter um problema crônico com aftas, que são dolorosas e desconfortáveis, e às vezes ocorrem devido ao estresse ou à tristeza. Duas soluções muito eficazes são comer iogurte natural com bacilos vivos diariamente e a aplicação de um saquinho de chá molhado (mas não quente) na área afetada, servindo como uma espécie de compressa.

Dor de garganta

O vinagre mata bactérias; portanto, misture partes iguais de mel e vinagre e tome uma colher de sopa (15 ml) quatro vezes ao dia.

Gargarejar com água salgada é outro remédio eficaz para dores de garganta e problemas de gengiva (mas cabe lembrar que problemas de gengiva devem ser avaliados por um dentista).

Existe outro remédio para dor de garganta e/ou tosse que é bem mais aprazível e funciona tão bem quanto os anteriores. Misture partes iguais de mel, vodca ou uísque e suco de limão. Esquente em uma panelinha até quase ferver. Deixe esfriar e tome uma colher de sopa (15 ml) até quatro vezes por dia, conforme o necessário. As crianças podem receber a mistura sem álcool, ou seja, apenas mel e limão.

Enjoo e náuseas em viagens

É possível comprar inúmeros medicamentos e até mesmo inventos que protegem contra enjoos e náuseas em viagens, mas no final das contas o gengibre também funciona muito bem. Não importa se o gengibre for fresco, cristalizado ou encontrado em bebidas do tipo Ginger Ale. Eu dava Ginger Ale para meus filhos quando enjoavam e sempre obtive bons resultados. Outro remédio que não parece mais ser tão popular, sendo até dificilmente encontrado hoje, é o xarope de cola, mas os refrigerantes à base de cola são bastante eficazes.

Gases

Todo mundo passa por isso de vez em quando, e um dos principais culpados são os feijões. No entanto, se quiser cozinhar feijões e evitar o problema, basta descartar a água em que foram deixados de molho durante a noite e cozinhá-los em água nova. Esse procedimento é bastante eficaz. Outro remédio antigases tradicional é cozinhar uma cenoura junto com os feijões. Não sei qual é a explicação científica, mas funciona bem.

Hematomas

A arnica – seja na forma das pequenas pílulas homeopáticas que devem ser colocadas sobre a língua diretamente do frasco (sem que sejam tocadas por nossos dedos) ou em creme – é maravilhosa para hematomas.

Infecções da bexiga e cistite

Um método tradicional para tratar e evitar infecções da bexiga é beber suco de oxicoco, uma frutinha mais conhecida por seu nome em inglês, *cranberry*. Mas é preciso beber muito – e mais do que provavelmente você gostaria. Cápsulas de *cranberry* funcionam melhor e são mais rápidas. No entanto, é preciso consultar um médico no caso de o desconforto persistir.

Tomar iogurte é outro bom remédio, mas é preciso que seja um iogurte com bactérias "benéficas" vivas para que realmente tenha efeito.

Mau hálito

Chupar um cravo adoça o hálito, mas uma solução particularmente eficaz é o cardamomo, que é um poderoso antisséptico. Basta mastigar as sementes (que, supostamente, também são um afrodisíaco potente).

Mordida na língua

Eis um problema surpreendentemente comum. Um saquinho de chá usado e molhado colocado sobre o local da mordida faz milagres para aliviar a dor.

Odores corporais

Pessoas alérgicas aos desodorantes comuns ou que querem resolver o problema de odores corporais de uma forma mais natural podem misturar bicarbonato de sódio e amido de milho (tipo Maizena) e aplicar nas axilas. Não tem cheiro e é eficaz. Vinagre de vinho branco também serve, por ser um antisséptico, embora a ideia de esfregar vinagre no meu corpo não me agrade.

Pé de atleta

A melhor maneira de curar pé de atleta é andar descalço. Os fungos se multiplicam em ambientes úmidos, e meias e sapatos favorecem a umidade. Andar descalço pode não ser uma opção muito realista durante o inverno, portanto – já que a umidade e a escuridão são os culpados – espalhar um pouco de bicarbonato de sódio dentro dos sapatos (e das meias) vai ajudar. Borrifar vinagre de maçã dentro dos sapatos também funciona bem, por ser um antisséptico natural.

Ressacas

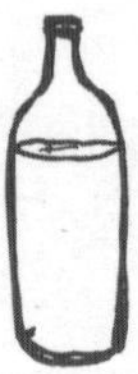

Uma boa maneira de evitar ressacas é seguir a velha máxima: "Não misturar destilados com fermentados." Mas, se já é tarde demais, então o mais importante é reidratar. Portanto, a primeira coisa a fazer é beber muita água. Tradicionalmente, sempre se recomendou um café da manhã com ovos – e a ciência confirmou que isso é de fato um bom conselho devido ao aminoácido cisteína encontrado em ovos, que ajuda a eliminar as toxinas do álcool.

Sinusite

Pessoas com sinusite muitas vezes também sofrem de dores de cabeça e narizes congestionados. Uma amiga minha garante que a raiz-forte (*Armoracia rusticana*) resolve tudo e cultiva essa planta no seu jardim. Se você for uma pessoa corajosa, ela pode ser ralada e comida pura, ou então acrescentada a receitas, como, por exemplo, sopas. Também pode simplesmente ser cheirada.

Soluços

Uma colher de chá (5 ml) de vinagre de maçã misturado em um copo de água morna geralmente consegue curar soluços irritantes.

CULINÁRIA E COZINHA: O BÁSICO

Comprando comida

Quais são os melhores lugares para se comprar comida? A questão é difícil. Idealmente, o melhor lugar é onde se obtém o alimento mais fresco com o menor desperdício. No entanto, com nossas vidas atarefadas, o melhor lugar é simplesmente aquele mais bem localizado. Sempre vale a pena descobrir se há uma feira ou uma cooperativa em sua área – é uma boa maneira de apoiar a produção local e geralmente é possível encontrar produtos mais frescos e saborosos.

Seguem algumas dicas que valem ser relembradas antes de sairmos para as compras semanais:

- É notório que uma pessoa jamais deve fazer compras de alimentos quando estiver com fome, pois vai acabar comprando mais do que o previsto ou necessário. Você também não deve ir às compras se estiver irritada, se sentindo sozinha ou cansada.
- Se puder, faça as compras sem as crianças. Assim você não terá de lidar com itens sendo embarcados furtivamente no carrinho, ou com chiliques quando se negar a comprar

aquilo que elas querem. Leve em consideração as preferências da família quando estiver fazendo a lista de compras ainda em casa, e não nas gôndolas do supermercado.

- Sempre faça compras com uma lista, que pode ser bastante básica para nos permitir escolher itens em promoção e, assim, economizar um pouco. Por exemplo: "frutas, verduras, pão, leite, café, peixe, carne, queijo, manteiga, açúcar". Caso pretenda preparar uma receita específica, os ingredientes devem ser acrescentados à lista junto com as quantidades necessárias. É muito frustrante ir ao mercado com uma lista que inclui peito de frango ou aipo, mas sem especificar o quanto você precisará de cada item.

Às vezes comprar mais pode ser mais econômico. Por exemplo, há uma peça de carne bonita no açougue, mas que é duas vezes maior (e duas vezes mais cara) do que você compraria normalmente. No entanto, vai proporcionar mais do que duas vezes a quantidade de refeições e prazer ao comer. Então, vale a pena comprar se você tem condições naquele momento.

Mantendo frescas saladas e frutas delicadas

Pegue um recipiente de plástico fino com tampa transparente – daquele tipo em que vêm embalados uvas ou morangos – e forre com duas folhas de papel toalha no fundo. Coloque as folhas da salada e cubra com mais duas folhas de papel toalha. Feche o recipiente e coloque-o dentro de um saco plástico com fechamento zip lock. Armazene no compartimento de legumes do refrigerador.

No caso de frutas delicadas, você pode deixar dentro do recipiente em que vieram, simplesmente forrando o fundo e a tampa com papel toalha antes de fechar a tampa.

Descascando e tirando sementes de frutas e legumes

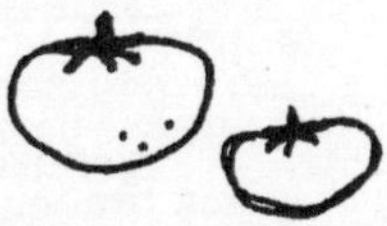

Obviamente algumas frutas e legumes não apresentam problemas para serem descascados, como batatas, cenouras, mandioquinha, abóbora, abobrinha, maçãs e peras.

Mas outros, tais como tomates, ameixas e pêssegos, são mais complicados, em virtude de sua casca fina. Para tirar a pele de um tomate (ou ameixa ou pêssego), coloque dentro de uma tigela e cubra com água fervente. Depois de aproximadamente 1 minuto, retire da água, coloque sobre uma superfície de trabalho e faça um pequeno talho na pele, que poderá ser retirada em pedaços simplesmente puxando-a com os dedos. Para retirar as sementes de um tomate, pode-se cortá-lo em quartos e removê-las com uma faca (isso quando o formato precisa ser mantido), ou, quando for cozê-lo, basta apertar cada meio tomate para expulsar as sementes. Muito fácil.

Um pimentão precisará ser chamuscado para ter sua pele removida. A melhor maneira de fazer isso é sobre o queimador de um fogão a gás. Basta colocar o pimentão sobre uma chama média e virar à medida que for queimando. Quando estiver chamuscado por inteiro, remova-o para uma tigela com uma colher grande e embrulhe em filme plástico. Deixe esfriar. Então será possível puxar a pele facilmente. Para remover as sementes, corte a extremidade com o talo e depois corte pelo meio ao comprimento, raspando fora as sementes com a lâmina de uma faca.

Tirando mais suco de frutas cítricas

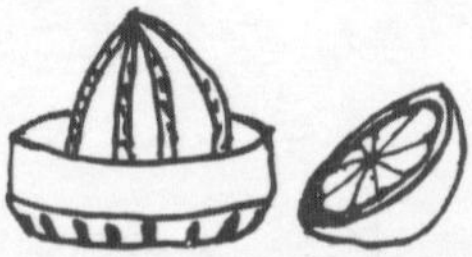

Ao comprar limões (ou qualquer outra fruta cítrica), deve-se escolher o tipo apropriado para aquilo que se quer. Se quiser limões em fatias ou quartos elegantes para servir como guarnição, o melhor é comprar os bonitos limões-sicilianos amarelos, ovais e brilhantes, com cascas grossas.

Mas se quiser suco, esses limões não servem. Nesse caso, é melhor comprar os pequenos e feios limões redondos. Quase não têm casca e, portanto, são cheios de suco.

Antes de espremer, deixe-os voltar à temperatura ambiente ou coloque-os em uma tigela de água morna. Você pode até colocar no forno de micro-ondas na regulagem mais forte por dez segundos. Depois role-os debaixo das mãos sobre a bancada para soltar o suco e esprema.

Mantendo o sal seco e soltinho

Se utilizar um saleiro em vez de um moedor, alguns grãos de arroz cru colocados dentro do saleiro farão o sal cair mais facilmente. O arroz absorve qualquer umidade dentro do saleiro e você não terá de batê-lo contra a mesa para soltar o sal.

Abrindo potes de vidro

Todo mundo tem seu modo preferido de abrir um pote de vidro. Os seguintes métodos geralmente funcionam:

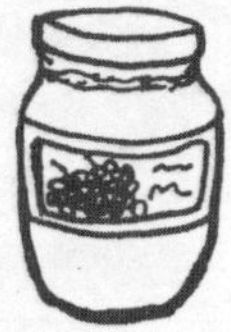

- Insira uma colher pequena entre a tampa e a boca do vidro para aliviar o vácuo.
- Vire o vidro de cabeça para baixo e dê leves tapinhas com a tampa contra a bancada. Depois é só virar que o vidro se abrirá facilmente.
- Coloque apenas a tampa do vidro debaixo de água quente.
- Se tiver luvas de borracha, coloque-as para girar a tampa.
- Entregue o vidro para um homem, pisque os cílios, e diga: "Pode abrir isto para mim, por favor?"

Dicas culinárias

Cozinhar bem não requer nenhum talento especial. Bastam ingredientes de boa qualidade (afinal, quem nasce para tostão não chega a milhão), um pouco de tempo e a capacidade de ler uma receita. É aconselhável lê-la até o final e verificar se você realmente tem todos os ingredientes antes de começar. Também é preciso entender o método para ver se sabe o que precisa ser feito.

- Ao cozinhar a refeição principal do dia, ou ao assar bolos ou pães, junte todos os ingredientes necessários na bancada da cozinha. Se alguma preparação anterior for necessária – como marinar ou preaquecer o forno –, comece por ela. Depois de acrescentar cada ingrediente, guarde o que não foi utilizado.
- A primeira vez que fizer uma receita, utilize as medidas exatas, mas coloque menos sal (a menos que esteja fazendo pão, em que o sal e o fermento biológico precisam estar na relação certa). A próxima vez poderá fazer quaisquer ajustes que achar melhor.

- Se estiver cozinhando algo no forno em uma temperatura específica e quiser cozinhar outra coisa junto, mas em uma temperatura diferente, não se arrisque (a menos que você já tenha muita experiência). Se o prato principal estiver no forno, cozinhe os legumes no fogão ou no forno de micro-ondas, se tiver. Não tente lidar com muitas receitas diferentes ao mesmo tempo pois, fazendo isso, você corre o risco de nada sair bom.
- Ao receber convidados, não seja muito ambiciosa, a não ser que já tenha bastante experiência. Inicie a refeição com uma entrada bem fácil de fazer – pode ser algo que seja possível preparar com antecedência ou apenas uma salada que possa ser montada na hora. Para o prato principal, cozinhe algo que já fez com sucesso antes e que não exija muito do seu tempo na cozinha quando os convidados chegarem. A sobremesa pode ser uma tábua de queijos e frutas, ou um sorvete ou sorbet comprado em uma boa sorveteria. Outra opção é simplesmente servir ótimos chocolates e biscoitos seguidos por café ou chá.

Higiene na cozinha

As seguintes orientações ajudam a evitar intoxicações alimentares causadas por contaminação durante o manuseio e estocagem de alimentos.

- Sempre lavar as mãos antes de preparar alimentos.
- Alimentos crus precisam ser mantidos separados de comida cozida devido à possível contaminação cruzada, quando bactérias passam de ingredientes crus para alimentos cozidos.

- Carnes, aves e frutos do mar crus e frescos devem ser armazenados na prateleira inferior do refrigerador, sobre pratos, para evitar que pinguem sobre os outros alimentos. Resfrie esses produtos o mais rapidamente possível ao chegar em casa e assegure-se de que a geladeira e o freezer estejam operando nas temperaturas ideais.
- É comum recomendar utilizar uma tábua de corte específica para carnes, aves e frutos do mar crus e outra tábua para comidas prontas, tais como hortaliças e frutas. O fator mais importante – em minha opinião – é manter a tábua de corte rigorosamente limpa. Água bem quente e sabão, além de uma boa esfregada com bicarbonato de sódio após cada uso, funcionam muito bem.

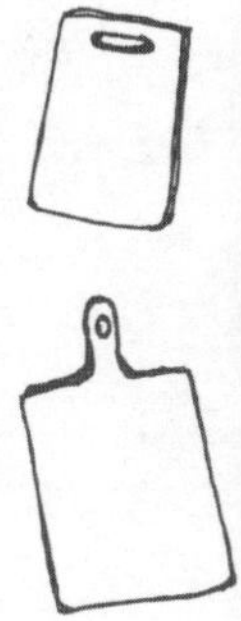

- Nunca coloque comida cozida em um prato que antes continha alguma carne, ave ou fruto do mar cru sem antes lavá-lo cuidadosamente.
- Ao cozinhar alimentos, é preciso assegurar-se de que estão sendo aquecidos a temperaturas altas o bastante. Isso é particularmente importante para sobras de molhos, sopas e ensopados – aliás, para qualquer coisa sendo reaquecida. Eu gosto de meus filés malpassados, mas compro carne de ótima qualidade e, portanto, aceito o risco. Porém nunca, nunca servir aves malpassadas.

Cozinhando com crianças

Quando tive filhos, deixei que me ajudassem desde muito cedo. Isso os fez cultivar uma ligação com a comida e seu preparo. Se você cultivar alguns dos legumes ou frutas que consome, deixe seus filhos ou netos ajudarem a colhê-los. Quando possível, deixe que experimentem tudo ainda cru – como os tomates, as vagens, as cenouras e as ervilhas, por exemplo. Depois permita que ajudem na hora de preparar as refeições, conforme suas capacidades e autoconfiança. Eu adoro assar pães, bolos e biscoitos e isso despertou o interesse dos meus filhos.

Às vezes eles acabam fazendo uma bagunça danada. Outras vezes acabam errando. Mas é uma maneira maravilhosa de passarem um tempo juntos, e, caso eles persistam, vão lhe agradecer quando crescerem.

Cheiro de peixe

Um bom método para eliminar o cheiro de frutos do mar na cozinha é encher uma tigela de vinagre de vinho branco, colocar na bancada da cozinha e deixar por algumas horas. Os odores vão desaparecer.

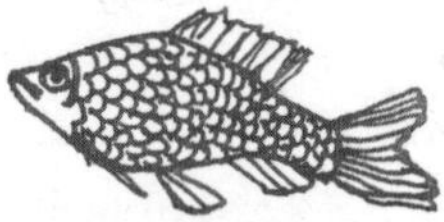

Sal de mais

Um dos desastres culinários mais comuns é colocar sal de mais. Às vezes isso acontece ao ler errado a receita, colocando colheres de sopa em vez de colheres de chá. Não entre em pânico e nem jogue fora os ingredientes de sua receita. A melhor coisa a fazer é acrescentar mais legumes, molho de tomate ou caldo de legumes. Mas, se depois de todos seus esforços, o prato continuar salgado de mais, aceite a derrota e jogue fora.

Caso o prato excessivamente salgado não seja cozido, você vai precisar demonstrar criatividade. Uma salada pode sempre receber mais algumas folhas, por exemplo.

Como fazer as refeições renderem mais

Se você está planejando um jantar para uma ou duas pessoas e de repente seus irmãos e sua melhor amiga aparecerem em sua casa sem avisar (de preferência não todos juntos), eu iria considerar isso uma falta de educação. Se isso acontecer frequentemente, então ou você é uma cozinheira maravilhosa, ou precisa ter uma conversa com essas pessoas.

No entanto, você pode ainda ser amável e convidá-los a jantar se tiver estes ingredientes disponíveis: massas, tomates em lata, leite, arroz, ovos e queijo. Sobras de legumes, carnes, peixes e aves podem ser úteis também. Sempre ter essas coisas na despensa ou na geladeira permite fazer uma massa ao molho, um risoto, uma omelete ou uma fritada. Consultar alguns exemplos de receitas na seção de receitas nas páginas 73-97.

Criatividade com sobras

Quando meus filhos ainda moravam em nossa casa, tive uma fase em que fazia um ensopadão para o jantar de domingo com tudo aquilo que encontrasse na geladeira. Esse ensopadão continha toda carne ou ave, arroz, massa e batatas que tivessem sido servidos durante a semana anterior, acrescidos de quaisquer legumes cozidos ou crus. Só não incorporava peixe. No início foi bastante divertido, mas acabou virando uma mesmice e as crianças se entediaram, então parei.

Hoje em dia, às vezes ainda cozinho para alimentar um batalhão – é difícil perder o costume –, mas o enorme lombinho de porco desossado que adoro fazer oferece um jantar assado original para quatro a seis pessoas e ainda fornece deliciosos sanduíches para domingo à noite e um refogado, ou um ensopado, ou um prato de massas gratinadas, no mínimo. Descobri que se deixá-lo inteiro e apenas fatiar ou cortar em cubos, conforme a necessidade, ele permanece suculento até o último pedaço.

O peixe (que não foi parar no ensopadão) geralmente é etiquetado com a data e congelado para ser transformado em ótimos bolinhos de peixe.

Sobras de risoto, batatas e massas, além de quaisquer legumes e verduras, com um pouco de queijo podem se transformar em uma deliciosa fritada.

Pão duro demais para fazer sanduíches se torna croutons para saladas e sopas, ou então farinha de rosca para empanar peixes e aves e colocar sobre gratinados.

Frutas podem ser colocadas no mixer e congeladas para fazer sorvetes, sorbets e coulis mais tarde. Às vezes, legumes e verduras também podem ser colocados no processador para serem acrescentados a sopas ou usados para engrossar molhos.

Cozinhando com ovos

Verificando se os ovos estão frescos

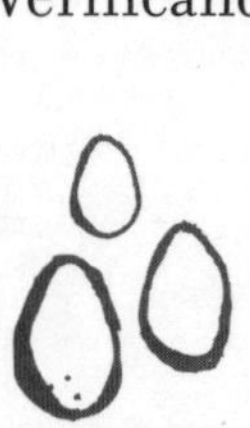

Um ovo muito fresco de uma galinha saudável é um verdadeiro deleite, mas como podemos saber se os ovos estão frescos? É fácil se você criar galinhas. Basta escrever a data na casca com um lápis macio quando recolher os ovos, tomando cuidado para não rachar a casca.

Se precisarmos comprar os ovos, o melhor a fazer é utilizá-los antes da data de validade. Mas essa data pode ser entre vinte e cinco e trinta dias depois da postura – o que não corresponde exatamente àquilo que eu considero um ovo fresco. Além disso, muitas pessoas não armazenam os ovos nas suas embalagens. Assim, se comprarem mais ovos antes de terminarem a dúzia anterior, não terão como diferenciar os antigos dos novos, a menos que escrevam a data na casca.

Mas existe uma forma simples de verificar o frescor: encha um recipiente fundo com água fria e coloque os ovos dentro cuidadosamente, um por um. Se afundar e ficar de lado no fundo, é fresco. Se afundar e ficar em pé no fundo, já tem alguns dias. Mas se boiar... cuidado, é o sinal certeiro de um ovo podre.

Armazenando ovos

Armazene os ovos na sua embalagem ou em um apoio para ovos em uma área fresca da cozinha, com o lado mais arredondado para cima. Mantidos assim vão permanecer frescos por algumas semanas. No caso de alguma dúvida, realize o teste descrito anteriormente.

Os ovos não precisam ser guardados na geladeira, a menos que você more em um lugar muito quente, mas, se não há outro jeito, nunca devem ser armazenados nas bandejas específicas na porta da geladeira, já que esse é lugar mais afastado da placa fria e sofre flutuações de temperatura cada vez que a porta é aberta. É melhor deixá-los em sua embalagem de origem, o que também reduz a possibilidade de ficarem impregnados de outros odores do interior da geladeira.

Separando a clara da gema

Os separadores de ovo feitos de plástico, vendidos nas lojas de utensílios de cozinha, são um desperdício de dinheiro e tempo. Tudo do que vai precisar são tigelas, duas para separar um ovo e três se for separar vários.

Bata o centro do ovo secamente no canto da tábua de corte ou na borda da bancada da cozinha. Em cima de uma das tigelas, abra as duas partes da casca rachada com os polegares, mas mantenha a gema dentro de uma das cascas e deixe a clara escorrer para a tigela. Transfira com cuidado a gema de uma metade de casca a outra repetidas vezes até não restar mais nenhuma clara. Deposite a gema na segunda tigela.

Para cada ovo, em seguida, utilize uma terceira tigela para recolher as claras, tomando cuidado para que nem um pingo de gema caia nas claras. Depois, transfira essa clara para a primeira tigela. Assim, se uma das gemas estourar, não vai contaminar uma tigela cheia de claras. Isso compensa ter de lavar uma tigela a mais. E se um fragmento de casca de ovo cair dentro das claras, basta removê-lo com outro pedaço maior de casca.

Utilizando claras que sobraram

Se tiver um excedente de claras, não há problema. Você pode fazer suspiros ou utilizá-las para deixar massas de bolo mais leves. Pese as claras e coloque-as em um recipiente apropriado para o congelador marcado com o peso e a data de congelamento. Utilize em um prazo de seis meses. Uma clara de um ovo tipo extra deverá pesar aproximadamente 40 g.

Utilizando gemas que sobraram

Gemas excedentes de receitas podem ser colocadas em recipientes cobertos e armazenadas na geladeira, para serem utilizadas dentro de alguns dias. Podem também ser congeladas depois de serem pesadas e de o recipiente ser marcado conforme o processo acima. Se for utilizar em doces, pode-se acrescentar uma pitada de açúcar. Mas evite isso se ainda não tiver definido a finalidade. As gemas congeladas têm a mesma validade das claras: seis meses. Uma gema de um ovo tipo extra deverá pesar aproximadamente 20 g.

Receitas

O ovo poché perfeito

Algumas técnicas são transmitidas ao longo dos anos, mas essa é uma abordagem moderna de um velho clássico, o ovo poché. Aprendi esse macete na internet e funciona perfeitamente. Já passei adiante para muitas pessoas e todos concordam comigo. Uma amiga até me enviou uma mensagem SMS para dizer que estava prestes a comer um ovo feito assim e já pensava em fazer outro por ser tão fácil.

Forre uma tigela pequena (250 ml), do tipo ramequim, com filme plástico suficiente (de polietileno, não de PVC) para embrulhar um ovo completamente. Quebre um ovo dentro do ramequim forrado e feche o filme plástico ao redor do ovo, torcendo a extremidade como se fosse um bombom.

Feito isso, ferva água suficiente para cobrir o ovo e tirá-lo do ramequim pela ponta torcida. Coloque suavemente na água fervente e abaixe o fogo até apenas ferver em fogo brando. Dependendo no tamanho do ovo e se preferi-lo mole ou mais duro, deixe por 3-6 minutos. Ele fica arrumado e perfeito e você não terá de raspar o ovo cozido que grudou na panela. Realmente sem estresse.

Omelete

Fazer uma omelete é tão fácil quanto quebrar os ovos. Precisa apenas de uma boa – e velha – frigideira bem cuidada.

Rendimento: 2-4 porções

Ingredientes (por pessoa):

- 2 ovos grandes
- 1–2 colheres de sopa de creme de leite, leite ou água
- 1 colher de sopa de manteiga
- Um punhado de salsinha picada ou outras ervas
- Sal e pimenta-do-reino moída na hora

Ingredientes opcionais:

- Queijo ralado, linguiça, bacon, frango cozido, tomates frescos, cogumelos, azeitonas

1. Em uma tigela, bata os ovos juntos com o creme de leite, o leite ou a água.
2. Coloque a frigideira sobre fogo médio. Quando estiver bem quente, derreta a manteiga e derrame a mistura de ovos, acrescente as ervas e tempere com sal e pimenta-do-reino. Com uma espátula, levante a mistura de ovos pelas bordas e deixe o ovo cru escorrer para o fundo da frigideira.
3. Espalhe os ingredientes opcionais pela superfície. Neste ponto gosto de colocar a omelete no forno para esquentar tudo muito bem, cozinhar a parte de cima e derreter o queijo. Se quiser fazer isso, e o cabo da frigideira for feito de madeira, será preciso primeiro cobri-lo com papel-alumínio.
4. Para servir, divida em triângulos ou dobre a omelete em duas e corte em porções.

Fritada de arroz

Essa é uma ótima maneira de aproveitar sobras de arroz. Se for utilizar uma frigideira com cabo de madeira, lembre-se de cobrir o cabo com papel-alumínio antes de colocar no forno no passo 4.

Serve: vai depender da fome das pessoas

Ingredientes:

- 2 ovos, misturados com um pouco de creme de leite, leite ou água
- 1 xícara de arroz cozido
- 3 cogumelos frescos bem grandes (do tipo Portobello ou de Paris) fatiados ou picados

Ingredientes da cobertura:

- Salsinha picada
- Queijo cheddar
- Pimenta-do-reino moída na hora
- Outras ervas frescas ou secas, como tomilho ou orégano (opcional)

1. Preaqueça o forno a 180°C.
2. Faça uma omelete com os ovos, levantando a mistura pelas bordas com uma espátula para deixar o ovo cru escorrer para o fundo da frigideira.
3. Retire a frigideira do fogo. Espalhe o arroz uniformemente sobre a superfície da omelete, seguido pelos cogumelos. Espalhe a salsinha e o queijo cheddar. Tempere com pimenta-do-reino e acrescente ervas se quiser. Achate bem a cobertura com uma espátula.
4. Coloque a frigideira no forno e cozinhe até o queijo derreter e borbulhar, o que deve levar cerca de 5 minutos. Retire

do forno e corte em triângulos. Sirva acompanhada de uma salada.

Croutons caseiros

Existe um limite para a quantidade de pão velho com que você pode alimentar passarinhos nos parques, mas isso não significa que será preciso jogar pão fora. Transforme o pão em farinha de rosca para empanar ou fazer coberturas de gratinados, ou siga as dicas abaixo para fazer croutons para saladas e sopas.

Não importa qual é o tipo de pão utilizado. Qualquer pão que possa ser cortado em cubinhos funciona. É melhor fazer apenas a quantidade necessária, a menos que o pão esteja sob o risco iminente de mofar. Nesse caso, também há a opção de colocar os cubos cortados em sacos plásticos e congelá-los, ou jogá-los no mixer até virarem farinha de rosca e congelar.

Para fazer os croutons, forre uma assadeira com papel-alumínio. Preaqueça o forno a 180°C. Espalhe os cubos de pão pela assadeira forrada, em uma única camada, coloque um fio de azeite e tempere com sal e pimenta-do-reino, e, se quiser, alho e ervas. Asse por aproximadamente 15-20 minutos, virando os cubos na metade do tempo, quando estiverem ficando dourados e crocantes. Se começar a queimar, abaixe a temperatura e cubra com papel-alumínio.

A proporção certa do molho vinagrete

Realmente não há necessidade de se comprar molhos de salada prontos quando é tão fácil fazer um vinagrete. Seguem algumas ideias.

Vinagrete básico

A maioria das pessoas utiliza uma relação de 3:1 de óleo para vinagre, mas é uma questão de gosto pessoal e, portanto, é preciso experimentar. Utilize o melhor azeite de oliva que puder comprar. É possível também substituir uma parte do azeite por óleo de frutas oleaginosas (avelã, nozes, macadâmia), se preferir. As seguintes quantidades são apenas sugestões, você poderá aumentar ou diminuir como quiser.

Ingredientes:

- 1 colher de sopa de azeite de oliva extra virgem
- 2 colheres de sopa de vinagre (balsâmico tinto ou branco, de xerez, de framboesa ou de arroz)

Opcionais (a gosto):

- 2 colheres de chá de suco de limão espremido na hora
- 1 pitada de mostarda em pó
- Ervas frescas ou secas picadas
- 1 pitada de sal e pimenta-do-reino moída na hora.

Coloque o azeite de oliva e o vinagre em um vidro com tampa de rosca e misture bem. Se o gosto for muito insosso, acrescente suco de limão e experimente novamente. Depois é só acrescentar os demais temperos que quiser.

Vinagrete básico light

Ingredientes:

- 3 partes de suco de laranja
- 1 parte de vinagre balsâmico branco
- 1 colher de chá de ervas finas secas
- 1 pitada de sal e pimenta-do-reino moída na hora.

Coloque tudo em um vidro com tampa de rosca e sacuda bem. Você poderá utilizar o molho imediatamente, porém é bem melhor preparar com antecedência e deixar na geladeira para os sabores se mesclarem.

Massa gratinada ao molho

É possível colocar quase qualquer ingrediente neste molho encorpado. Os vegetarianos podem simplesmente omitir a carne, ave ou peixe. A receita fornece umas ideias do que pode ser utilizado, mas pode-se acrescentar ou omitir qualquer ingrediente. É uma questão de gosto.

Rendimento: 2-4 porções

Ingredientes:

- 250 g de massa seca da sua preferência (espaguete, linguine, penne, conchas, etc.)
- 600 ml de molho, como molho branco, ou à base de caldo em cubos (tipo Maggi ou Knorr), ou de vinho e tomate

Ingredientes opcionais:

- Sobras de frango ou carne, cozidas e cortadas em cubos, ou camarões cozidos, ou lagosta ou peixe branco cozidos em lascas
- Azeitonas sem caroço e fatiadas
- Cogumelos (tipo Paris), refogados em um pouco de azeite de oliva
- Legumes cozidos cortados em pedaços
- Tomates em lata picados ou tomates-cereja cortados ao meio

Ingredientes da cobertura:

- Queijo ralado
- Farinha de rosca

1. Preaqueça o forno a 180°C. Unte uma travessa refratária de 23x30 cm.
2. Cozinhe a massa até ficar al dente. Escorra bem.
3. Faça o molho ou esquente, se tiver pronto.
4. Transfira o molho e a massa para a travessa untada e acrescente o frango, a carne ou o peixe, e as azeitonas, os cogumelos e os legumes, se quiser.
5. Cubra com tomates, espalhe o queijo e a farinha de rosca por cima e coloque no forno até o queijo derreter e borbulhar, o que leva aproximadamente 15 minutos. Retire do forno e sirva quente.

Bolinhos de peixe

É possível fazer um ótimo jantar utilizando sobras de peixe branco ou salmão, ou uma mistura dos dois. O único pormenor é que o tempero do peixe escolhido precisa ser compatível com o resto da receita. Para congelar sobras de peixe, os pedaços devem ser embrulhados primeiro em papel-manteiga e depois em papel-alumínio com etiquetas afixadas informando o peso, e então colocados no congelador. Quando houver um peso suficiente de sobras, você poderá fazer os bolinhos de peixe. Se não tiver sobras de peixe, dá para utilizar atum em lata, que também fica ótimo. É possível utilizar tanto purê de batata como farinha de rosca na massa, e o acréscimo de um purê de algum legume de raiz (tipo mandioquinha) também torna o sabor mais interessante. As medidas fornecidas são aproximadas, já que é difícil prever exatamente o peso das sobras de peixe, mas servem como referência.

Rende uns 4 bolinhos de peixe de bom tamanho

Ingredientes:

- 350 g de sobras de peixe descongeladas, se estavam no congelador
- 2 ovos
- Farinha de rosca caseira ou purê de batata (aproximadamente a metade do volume do peixe, o que representa mais ou menos uma xícara de cada ingrediente)
- Sobras de legumes de raiz em purê
- Salsinha ou endro picado
- Sal e pimenta-do-reino moída na hora
- Farinha de rosca para empanar
- Páprica ou cominho moído (ou ambos) para salpicar
- Manteiga e azeite de oliva ou óleo vegetal para fritar

1. Coloque o peixe em uma tigela e desfaça os pedaços em lascas com um garfo

2. Bata os ovos em um copo e acrescente ao peixe e depois comece a colocar a farinha de rosca ou purê aos poucos. Misture e acrescente os legumes também, se for usar, além da salsinha ou endro. Tempere com sal e pimenta-do-reino. Quando a mistura estiver suficientemente firme, forme os bolinhos.

3. Forre a bancada de trabalho com uma folha de papel-manteiga. Espalhe um pouco de farinha de rosca sobre o papel. Coloque um dos bolinhos em cima da farinha de rosca e achate. Vire o bolinho para cobrir o outro lado com farinha de rosca também. Repita esse processo com todos, um por um, e

depois coloque todos os bolinhos, ainda sobre o papel-manteiga, em cima de um tabuleiro. Tempere com páprica e/ou cominho e coloque no refrigerador para esfriar por um mínimo de 30 minutos de modo a deixá-los bem mais firmes.

4. Quando estiverem prontos para serem fritos, derreta um pouco de manteiga e óleo em uma frigideira grande. Enfie uma espátula debaixo de cada bolinho de peixe e coloque-os na frigideira com o lado temperado com especiarias para baixo. Salpique-os com um pouco mais de especiarias por cima e cozinhe por 5 minutos em fogo médio. Vire os bolinhos e cozinhe por mais 5 minutos até dourar bem.

5. Sirva os bolinhos quentes, acompanhados por salada, legumes ou batatas cozidas. Geralmente, sirvo-os com uma colherada de molho de pimenta suave no prato, mas pode-se fazer um bechamel bem perfumado com ervas, se preferir.

Ensopadão tudo que tiver em casa

Esta é uma ótima solução para servir sobras de legumes e carne de modo diferente, e tende a agradar a família.

Serve tantas pessoas quanto necessário.

Junte as sobras dentro de uma panela grande com algumas batatas cozidas cortadas em cubos grandes, ou arroz cozido, ou massa, ou qualquer caldo desejado, e um copo de vinho. Pode-se acrescentar algumas cenouras, mandioquinhas, cebolas e cogumelos Paris frescos, mas já cozidos no forno de micro-ondas. Coloque tudo para ferver, e depois baixe o fogo e deixe cozinhando até estar bem quente. Experimente o tempero e corrija-o se necessário. Sirva com pão de crosta crocante.

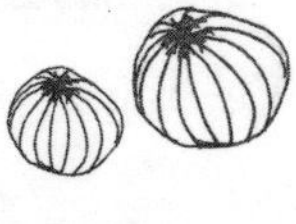

Risoto

Esta é minha receita básica de risoto e pode ser acrescida de qualquer legume, carne, peixe ou erva ao final do cozimento.

Rendimento: 2-4 porções

Ingredientes:

- 900 ml de caldo de legumes, frango ou carne (escolhido conforme a disponibilidade ou o que vai ser acrescido ao final)
- 2 colheres de sopa de azeite de oliva
- 2 chalotas ou uma cebola picada
- 225 g de arroz arbóreo ou carnaroli para risotos
- 1 pequeno cálice de vinho branco seco
- 1 colher de sopa de queijo parmesão ralado

Opcional:

- 1 colher de sopa de creme de leite de alto teor de gordura

Ingredientes adicionais, conforme a preferência (ver o início da receita), cortados em pedaços pequenos.

1. Coloque o caldo em uma panela e mantenha em fogo brando.
2. Em outra panela, esquente o azeite de oliva sobre fogo médio e refogue as chalotas ou a cebola por alguns minutos. Acrescente o arroz e mexa bem por aproximadamente 2 minutos.
3. Acrescente o vinho. Quando ele tiver evaporado quase todo e o arroz estiver quase seco, acrescente o caldo aos poucos, uma concha por vez. Abaixe o fogo para brando se estiver borbulhando muito. Continue mexendo até o caldo todo ser absorvido. Acrescente mais caldo, sempre uma concha por vez, e continue mexendo. Regule o timer para 20 minutos. Talvez não seja necessário acrescentar o caldo todo. Experimente

depois de 20 minutos. Se estiver cremoso e al dente, está pronto.

4. Acrescente o queijo parmesão e o creme de leite, se for usar, e mexa. Coloque os ingredientes escolhidos e deixe esquentar, mexendo um pouco. Retire do fogo e tampe a panela. Leve para a mesa imediatamente.

Tempero para filé

É tão fácil fazer um tempero para filé quanto comprar um produto pronto, portanto prefiro fazer o meu. O tempero vai estar mais fresco, também.

Ingredientes:

- 1 colher de chá de cominho moído
- 1 colher de chá de chili em pó
- 2 colheres de chá de sal
- 1 colher de chá de pimenta-do-reino moída na hora
- ½ colher de chá de pimenta-de-caiena
- 2 colheres de chá de chalotas picadas bem finas
- 1 ½ colher de chá de açúcar comum ou mascavo

Junte todos os ingredientes em uma pequena tigela. Esfregue sobre os filés e aguarde para permitir aos sabores permear a carne. Cozinhe os filés ao ponto desejado. O tempero restante pode ser armazenado em um vidro pequeno para especiarias com uma etiqueta.

Frango digno de um banquete

Esta receita enganosamente simples sempre recebe grandes elogios. E ainda permite passar mais tempo fazendo uma sobremesa deliciosa.

Rendimento: 6 porções

Ingredientes:

- 675 g de tomates-cereja
- 4 colheres de sopa de azeite de oliva, mais um pouco para untar
- 6 dentes de alho espremidos
- 1 ½ colher de chá de pimenta calabresa (ou a gosto)
- 3 colheres de sopa de manjerona fresca picada ou 1 ½ colher de sopa de manjerona seca
- 6 peitos de frango, com pele, se possível
- Sal e pimenta-do-reino moída na hora

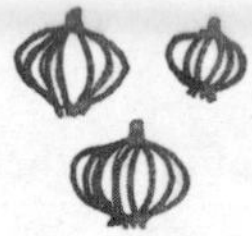

1. Preaqueça o forno a 230°C.
2. Misture os tomates-cereja, o azeite de oliva, o alho, a pimenta calabresa e metade da manjerona em uma tigela. Disponha os peitos de frango sobre uma assadeira untada e derrame a mistura de tomates por cima. Ajeite os tomates em uma camada única ao redor do frango. Tempere com sal e pimenta-do-reino.
3. Asse até que o frango esteja completamente cozido e a pele dos tomates esteja rachando, o que leva aproximadamente 35 minutos.
4. Para servir, coloque um peito de frango sobre cada prato. Disponha alguns tomates ao redor e coloque o molho do fundo da assadeira por cima. Guarneça com a manjerona restante.

Curd de limão no micro-ondas

Experimente fazer esta receita e você nunca mais vai querer comprar curd de limão.

Rendimento: 360 g

Ingredientes:

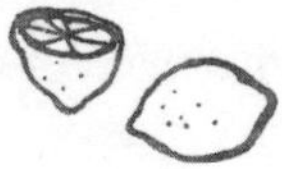

- 75 g de manteiga sem sal, amolecida
- 175 g de açúcar refinado
- 2 colheres de chá de casca de limão-siciliano, ralada fina
- 60 ml de suco de limão-siciliano fresco
- 3 ovos grandes, batidos

1. Derreta a manteiga em uma panela e depois coloque em uma tigela. Bata junto o açúcar, a casca e o suco de limão. Acrescente os ovos e bata até ter uma mistura bem homogênea.
2. Cubra com papel-manteiga e coloque no forno de micro-ondas em potência alta por 3 minutos, fazendo uma pausa após cada minuto para mexer bem.
3. Coloque em vidros de geleia esterilizados e deixe esfriar. Guarde na geladeira.

Variação:

Para curd de laranja ou limão-galego, basta substituir o limão-siciliano com as respectivas cascas e suco. Proceder conforme as instruções.

Fermento em pó caseiro

Rendimento: aproximadamente 6 colheres de sopa

Ingredientes:
- 4 colheres de sopa de cremor de tártaro
- 2 colheres de sopa de bicarbonato de sódio

Passe o cremor de tártaro e o bicarbonato por uma peneira fina três vezes sobre uma pequena tigela. Armazene em um vidro hermético, em temperatura ambiente. Pode ser guardado por até um mês, mas deve ser peneirado novamente a cada uso porque tende a empedrar. Utilize como se fosse fermento em pó industrializado.

Essência de baunilha caseira

Ingredientes:
- 1 vidro vazio com uma tampa que vede bem
- 3 favas de baunilha
- 240 ml de rum branco ou vodca

1. Esterilize o vidro enchendo-o de água fervente, deixando por 10 minutos e esvazie-o.
2. Com uma faca afiada, corte as favas de baunilha pelo meio no sentido do comprimento de modo a expor as sementes. Coloque as favas no vidro vazio e acrescente o rum ou a vodca. Feche a tampa do vidro e sacuda bem antes de guardar em um local escuro e fresco. Coloque uma etiqueta com a data e a identificação, para você lembrar o que é.

3. Deixe a mistura macerar por oito semanas, durante as quais a mistura vai escurecer, e sacuda de vez em quando.

4. Após oito semanas a essência vai estar pronta. Utilize o quanto precisar. Quando tiver usado uma parte da essência (ao redor de um quarto, por exemplo) complete com mais rum ou vodca e sacuda novamente.

5. Se tiver que utilizar uma fava de baunilha para uma receita, pegue outra, enxágue bem e acrescente ao vidro com a essência. Se continuar "alimentando" a essência dessa forma, ela nunca vai acabar. Descarte algumas das favas mais velhas se o vidro começar a ficar cheio demais.

Variação:
Você também pode colocar favas de baunilha lavadas e secas em um vidro com açúcar para obter um açúcar de baunilha caseiro.

Bolo de abobrinha

Este é um bolo saudável, macio e delicioso. É só não contar às crianças que contém legumes.

Rendimento: dois bolos de 900 g

Ingredientes:
- 3 ovos grandes
- 450 g de açúcar amarelo refinado
- 4-6 abobrinhas médias (15-20 cm cada), descascadas e raladas (podem ser picadas no processador)
- 240 ml de óleo de girassol, canola ou milho
- 2 colheres de chá de essência de baunilha
- 2 colheres de chá de casca de limão ou laranja, ralada fina
- 275 g de farinha de trigo

- 50 g de germe ou farelo de trigo
- 1 colher de chá de sal
- 1 colher de chá de bicarbonato de sódio
- 1 colher de chá de fermento em pó
- 2 colheres de chá de canela em pó
- 1 colher de chá de noz-moscada ralada na hora
- 110 g de uvas passas sem caroço ou *cranberries* secos
- 110 g de nozes-pecã, nozes ou avelãs

1. Preaqueça o forno a 180°C. Unte ou forre com papel-manteiga duas formas de pão de 900 g.
2. Em uma tigela grande, bata os ovos até espumarem. Acrescente o açúcar, as abobrinhas, o óleo, a essência de baunilha e a casca de laranja ou limão. Misture bem.
3. Em outra tigela, junte a farinha, o germe ou farelo de trigo, o sal, o bicarbonato de sódio, o fermento em pó, a canela e a noz-moscada. Acrescente essa mistura à tigela contendo a mistura de abobrinha. Mexa bem com uma colher de pau até deixar todos os ingredientes úmidos. Não se deve misturar demais.
4. Acrescente as uvas passas ou *cranberries* e as nozes e misture suavemente. Transfira tudo para as formas de bolo preparadas.
5. Asse no forno por 1h15 ou até um palito de madeira inserido no meio do bolo sair limpo. Retire do forno e deixe esfriar por 10 minutos. Vire sobre grelhas de metal até esfriar completamente.
6. Quando os bolos estiverem completamente frios, embrulhe-os em filme plástico e depois papel-alumínio. Esses bolos podem ser congelados.

Sorvete de framboesa muito fácil

Rendimento: 6-8 porções

Ingredientes:

- 300 g de framboesas frescas
- 150 g de açúcar refinado
- 2 colheres de sopa de framboise (aguardente de framboesa) ou xarope de framboesa
- 450 g de queijo mascarpone
- 2 pedaços de gengibre em calda, drenados e picados finos
- 110 g de chocolate amargo de boa qualidade, picado em pedaços pequenos

Opcional:

- framboesas adicionais e calda de chocolate para servir

1. Coloque as framboesas dentro de uma tigela e salpique-as com o açúcar e a framboise ou xarope. Deixe por meia hora até que o açúcar esteja dissolvido e as framboesas tenham amolecido e liberado bastante suco.

2. Em outra tigela, misture o queijo mascarpone, o gengibre picado e o chocolate em pedaços. Junte à mistura de framboesas e mexa suavemente.

3. Forre uma forma de pão de 900 g com filme plástico, deixando o filme ultrapassar bastante as bordas da forma, e transfira a mistura para a forma. Feche com as abas de filme. Deixe no congelador ou freezer por uma noite.

4. Para servir, retire a forma do congelador e desenforme o sorvete puxando pelo filme. Corte em fatias e transfira para uma travessa. Guarneça com framboesas e calda de chocolate, se desejar.

Suspiros de antigamente

Esta é a gulodice que meu neto sempre espera encontrar quando vem me visitar.

Rendimento: Muito (cerca de 100)

Ingredientes:

- 3 claras de ovos grandes (aproximadamente 6 colheres de sopa)
- 1 pitada de sal
- 175 g de açúcar refinado
- 1 colher de chá de essência de baunilha
- 175 g de nozes-pecã
- 175 g de lascas de chocolate amargo

1. Preaqueça o forno a 180°C. Forre dois tabuleiros com papel-manteiga.

2. Bata as claras em neve em uma tigela grande com a pitada de sal até que fiquem bem firmes. Acrescente o açúcar aos poucos, batendo sempre, até conseguir uma mistura bem lisa. Acrescente a essência de baunilha, as nozes-pecã e o chocolate, misturando suavemente com uma colher de metal grande. Coloque colheradas dessa mistura sobre os tabuleiros preparados, formando pequenos picos, deixando uma boa margem entre cada um. Coloque os tabuleiros dentro do forno e desligue o gás.

3. Deixe os suspiros por 8 horas, ou uma noite, e NÃO abra o forno – nem mesmo uma olhadinha!

4. Retire do forno e solte os suspiros cuidadosamente do papel-manteiga. Armazene em um vidro ou lata bem vedada, separando cada camada com folhas de papel-manteiga.

Bolo de frutas mistas para o café da manhã

Aqui não há dúvidas – o sabor é ótimo com qualquer mistura. Ou seja, você pode jogar na massa qualquer tipo de frutinha silvestre seca, noz e castanha, e qualquer sabor de iogurte. Já fiz mais de cem vezes e todas foram um grande sucesso. A seguinte receita é apenas uma das suas versões.

Rendimento: um bolo redondo com furo no meio de 25 cm

Ingredientes:

- 225 g de margarina de óleo de girassol
- 600 g de açúcar refinado
- 2 colheres de chá de essência de baunilha
- 4 ovos grandes
- 450 g de farinha de trigo
- 2 colheres de chá de fermento em pó
- 1 colher de chá de bicarbonato de sódio
- 1 colher de chá de sal
- 450 g de iogurte de baunilha
- 175 g de nozes-pecã picadas
- 75 g de *cranberries* secos ou frutinhas mistas secas
- 2 colheres de chá de canela em pó

Para a cobertura (opcional):

- Açúcar de confeiteiro misturado com suficiente suco de *cranberry* ou limão para espalhar em cima do bolo.

1. Preaqueça o forno a 180°C. Unte levemente uma forma de bolo redonda, com furo, de 25 cm de diâmetro.
2. Misture a margarina e 450 g do açúcar refinado dentro de uma tigela grande até ficar bem leve. Acrescente a essência

de baunilha e os ovos, um por um, batendo bem a cada acréscimo.

3. Em outra tigela, junte a farinha de trigo, o fermento em pó, o bicarbonato de sódio e o sal. Acrescente a mistura de ovos alternando com acréscimos de iogurte, batendo a cada vez para manter a massa lisa.
4. Em uma terceira tigela, misture o açúcar restante com as nozes-pecã, as frutinhas secas e a canela.
5. Despeje uma parte da massa de bolo na forma, apenas o suficiente para cobrir o fundo. Espalhe metade da mistura de frutinhas e nozes em uma camada sobre a massa na forma. Coloque mais um pouco da massa de bolo por cima, seguida pela segunda camada da mistura de frutinhas e nozes. Cubra com o restante da massa de bolo. Alise a superfície com uma colher de metal e bata a forma levemente sobre a bancada de trabalho para assentar o conteúdo.
6. Asse no meio do forno por 70 minutos, ou até um palito de madeira inserido no bolo sair limpo.
7. Retire a forma do forno e deixe esfriar por 15 minutos. Depois desenforme cuidadosamente e deixe esfriar sobre uma grelha de metal. Se desejar, coloque a cobertura.

Brownie de chocolate e cereja

Será que alguma coisa poderia tornar um brownie ainda melhor? Quem sabe uma fruta? Experimente só estes brownies para ver. Recentemente passei esta receita para uma amiguinha de 12 anos e ela fez com perfeição, sem ficar doce demais, mas ainda assim bem molhadinho por dentro.

Rendimento: 24 brownies

Ingredientes:

- 300 g de manteiga sem sal
- 300 g de chocolate amargo (70% cacau), picado grosseiramente
- 5 ovos grandes
- 450 g de açúcar refinado
- 1 colher de sopa de essência de baunilha
- 200 g de farinha de trigo
- 1 colher de chá de sal
- 250 g de cerejas glacê

1. Preaqueça o forno a 180°C. Forre uma assadeira de 23x32,5 cm de lados retos com papel-manteiga.
2. Coloque a manteiga e o chocolate dentro de uma tigela e deixe derreter em banho-maria (sobre uma panela com água fervendo em fogo brando). Fique mexendo de vez em quando. Não aqueça demais, a ponto de o chocolate começar a borbulhar. Uma alternativa a este método é derreter a mistura no forno de micro-ondas. Deixe esfriar por alguns minutos.
3. Em outra tigela, bata os ovos, o açúcar refinado e a essência de baunilha até que a mistura fique encorpada e cremosa. Deve poder cobrir as costas de uma colher. Transfira essa mistura para a tigela contendo o chocolate e bata bem.
4. Peneire a farinha de trigo com o sal e acrescente a mistura principal, continuando a bater até conseguir uma massa lisa. Coloque as cerejas glacê e misture suavemente.
5. Transfira essa massa para a assadeira, alisando bem a superfície com uma colher de metal. Asse por 20-25 minutos até formar uma crosta marrom clara na superfície e começar a rachar. O brownie não deve balançar ao se sacudir a assadeira, mas o interior ainda deverá estar pegajoso. Deixe

esfriar por 20 minutos dentro da assadeira sobre uma grelha de metal.

6. Estes brownies são mais fáceis de cortar quando frios, então se estiver impaciente (ou se preferir chocolate frio) você pode acelerar o resfriamento colocando a assadeira na geladeira por algum tempo. Depois, retire o papel-manteiga e corte em 24 pedaços.

Limonada à moda antiga

A limonada tradicional não é a bebida gaseificada que conhecemos hoje. A verdadeira limonada é feita espremendo limões frescos e é uma bebida extraordinariamente refrescante. É perfeita para os piqueniques de verão.

Rendimento: 2 litros

Ingredientes:

- 450 g de açúcar
- 240 ml de água filtrada, ou quanto for necessário para completar
- 240 ml de suco de limão espremido na hora
- Gelo

1. Coloque o açúcar e a água em uma panela e aqueça, misturando, até dissolver todo açúcar e fazer uma calda.
2. Acrescente o suco de limão fresco e misture.
3. Complete com água para fazer 2 litros de limonada. Coloque bastante gelo e sirva gelado.

Café gelado

Para mim, no verão, um café gelado é melhor do que uma sobremesa! Estranhamente, café solúvel, ou instantâneo, sempre tem um sabor melhor do que café feito com o pó normal para esta bebida, e o adoçante dissolve mais facilmente no líquido frio. Uma bola de sorvete de baunilha, café ou chocolate acrescentado ao café pronto o deixa realmente divino.

Rendimento: 1 copo

Ingredientes:

- 1 xícara grande de café solúvel, preparada da forma que preferir, e resfriada
- Açúcar ou adoçante
- Leite ou chantilly
- Gelo

Opcional:

- Bola de sorvete

1. Coloque o café em um copo alto, acrescente açúcar ou adoçante e misture bem. Acrescente o leite ou chantilly.
2. Encha o copo com gelo e uma bola de sorvete, se quiser.
3. Quando o café estiver frio de quase doer os dentes, coloque um canudinho no copo e deleite-se.

PLANTAS E ANIMAIS DE ESTIMAÇÃO

Conselhos para jardineiros amadores

Não importa que tenham herdado um jardim há muito florescente, estejam começando do nada, tenham a sorte de ter um sítio ou se divirtam cultivando algumas plantas em vasos: muitas pessoas têm interesse por jardinagem. E essas pessoas se interessam pelo assunto porque cultivar legumes ou frutas é uma forma de autossustento e também porque gostam das plantas e das flores. Seguem algumas dicas para os jardineiros iniciantes:

- Independentemente do tamanho do seu jardim, seu engajamento e conhecimento deve ser de acordo com seu espaço. A jardinagem pode tornar-se um hobby muito caro e não tem sentido iniciar-se nele se depois não for dedicar o tempo que a atividade requer (a menos que pretenda empregar um jardineiro profissional).

- É preciso ter uma coisa em mente: a jardinagem não oferece gratificação imediata. É um pouco como ter filhos, demanda muita paciência e tempo. Um bom jardim também requer planejamento. Leia livros e revistas especializadas, visite jardins, parques públicos e exposições para se familiarizar com plantas mais incomuns.

- Se for um novato completo, procure a ajuda de alguém que tenha experiência para lhe ensinar o básico. Você vai aprender mais conforme for progredindo, a maioria das vezes por tentativa e erro. Por exemplo, saber qual é o tipo de solo de que dispõe é importante antes de decidir o que você quer cultivar.
- Se um jardineiro que cultiva plantas dentro de casa receber uma planta em vaso que não venha acompanhada de instruções sobre cuidados, ele deve procurar uma loja de flores ou um amigo que entenda do assunto.
- Duas das causas mais comuns de problemas com plantas envasadas são excesso de água ou água insuficiente. Se você seguir as instruções fornecidas com a planta ou os conselhos do técnico do horto onde fez a compra, vai conseguir regar na medida certa e manter as plantas saudáveis. Mas não desanime. Até mesmo os jardineiros mais experientes erram.

A horta

Existem poucas coisas que trazem tanta satisfação quanto comer algo que você mesmo cultivou. Se você tiver um jardim ou sítio e quiser plantar legumes e frutas, será recompensado com os produtos mais frescos possíveis. Seguem algumas dicas úteis:

- Ao plantar legumes, certifique-se de que todas as pedras no solo foram removidas e misture compostagem (adubo orgânico) para tornar o solo mais rico e úmido.
- Se quiser plantar alfaces e outras verduras, remova as folhas mais velhas regularmente para fomentar o desenvolvimento

contínuo. E não semeie todas as sementes ao mesmo tempo, a menos que queira fornecer salada a todos os vizinhos.

- Lesmas são comuns nas hortas. Mas é possível mantê-las longe espalhando sal grosso ao redor dos canteiros.
- É um pouco mais delicado cultivar frutas do que legumes, portanto escolha as variedades adequadas para o clima e espaço disponível. Pergunte aos outros jardineiros da região que espécies são mais adequadas.

Transplantando

Às vezes, as plantas em casa precisam ser transplantadas, quando crescem demais para o tamanho de seus vasos ou quando os nutrientes dentro do vaso estão exauridos. O transplante pode fazer muita sujeira, por isso é recomendável realizar essa tarefa fora de casa, se existir essa opção. Se não, é preciso cobrir a área de trabalho com folhas de jornal.

1. Não cometa o erro de transplantar para um vaso muitas vezes maior quando a planta ainda for pequena. Isso não promove seu desenvolvimento. Será uma mudança grande demais, isso sim. Escolha um vaso um tamanho acima do atual.
2. Primeiro, forre o fundo do vaso com um círculo cortado de uma meia-calça velha. Também pode ser um caco de vaso de barro quebrado ou algumas pedras. Acrescente terra (ou compostagem) apropriada para aquela planta.
3. Solte cuidadosamente a massa de raízes (soltando-a do vaso aos poucos). Coloque a massa de raízes dentro do vaso novo, deixando a parte superior das raízes na mesma profundidade debaixo da terra do que no vaso anterior, acrescentando mais terra se for necessário, e pressionando firmemente.

4. Regue a planta e coloque logo no local desejado para que ela possa se aclimatar ao seu novo ambiente.

Temperos e ervas medicinais

Cultivar suas próprias ervas é extremamente vantajoso. Não somente tornam sua comida mais saborosa, mas também possuem propriedades curativas naturais (ver páginas 48-50 para plantas, ervas e especiarias que curam). Seguem alguns conselhos úteis antes de plantar ervas e temperos:

- Algumas ervas preferem a luz direta do sol, enquanto outras preferem a sombra. É preciso saber diferenciar para seu bom desenvolvimento. Cebolinha, lavanda, alecrim, tomilho e sálvia apreciam o sol, enquanto manjericão, salsinha e rúcula preferem sombra suficiente para manter o solo bem úmido.
- As ervas preferem crescer na terra mesmo e fora de casa. No entanto, se você não tiver área externa, elas podem ser cultivadas em recipientes apropriados, jardineiras e vasos pendurados dentro de casa. Mas esteja ciente de que vão precisar de mais cuidados do que plantas que crescem ao relento. O melhor é plantá-las em terra bem adubada com compostagem.
- Algumas ervas são anuais, outras são perenes. Manjericão, coentro, endro e borragem (*Borago officinalis*) são ervas anuais; orégano, lavanda, tomilho, cebolinha e alecrim são ervas perenes. As anuais são plantadas por meio de sementes cada ano, enquanto a maioria das perenes se desenvolve por meio de mudas e de pequenas plantas. Se você vive em uma área com invernos frios, é aconselhável manter as perenes em estufas ou dentro de casa até a primavera.

Ervas daninhas

Ervas daninhas podem ser bastante bonitas. Desde que não sejam nocivas para as outras plantas que quero cultivar, parecem bem à vontade no jardim. Portanto, minha filosofia é não tentar erradicar as ervas daninhas completamente, mas simplesmente tirá-las de vez em quando, aos poucos.

Não é necessário utilizar herbicida. Se arrancamos essas plantinhas regularmente, elas saem facilmente, sem que precisemos fazer força. Mas, segundo diz aquela velha piada dos jardineiros ingleses: “Se não souber se a planta é uma erva daninha, basta puxar. Se sair fácil, não é daninha!” É claro que a melhor solução é aprender a conhecer as plantas e saber diferenciá-las.

As ervas daninhas anuais podem ser colocadas na composteira. As ervas daninhas perenes, aquelas que reaparecem todo ano no mesmo lugar, precisam ser jogadas fora mesmo, pois qualquer pedacinho de raiz recolocado no solo vai fazê-la crescer novamente no ano que vem só para irritar.

Escolhendo um animal de estimação apropriado para a família

Às vezes, escolher um animal de estimação é fácil. Você ou sua família já tiveram este tipo de animal antes, ou alguém se apaixona por um na loja de animais ou ao visitar um abrigo. Mas outras vezes não é tão fácil.

É preciso se sentir confortável com o animal de estimação escolhido. Que seja gato, cachorro, pássaro, réptil ou qualquer outro. Seu filho pode prometer que vai alimentar, passear e limpar. No entanto, vai acabar sendo você a fazer a maior parte do trabalho. É preciso estar pronta para cuidar do animal na saúde e na doença. Do contrário, não importa o quanto seus filhos implorarem, NÃO adquira um animal de estimação!

Os fatores que precisam ser cuidadosamente considerados ao escolher um animal de estimação são:

- o quanto o tipo de animal é fácil de treinar. Às vezes, adquirir um animal mais velho que já é treinado, em vez de um filhote que vai ter de ser treinado por você, é mais fácil quando se tem filhos ainda pequenos.
- se existe risco de alergias. É preciso se assegurar de que seus filhos não são alérgicos aos pelos antes de adquirir seu animal de estimação. Se não, será muito difícil tanto para seus filhos como para o animal se vocês tiverem que devolvê-lo.
- quanto tempo vocês terão para se dedicar ao animal? Cachorros precisam de passeios regulares; gatos são muito mais independentes; peixes são o ideal para pais/avós atarefados.
- Não importa o animal que escolher, o segredo para se ter um verdadeiro animal de estimação, que seja companheiro, leal e carinhoso, é tratá-lo como um membro amado da família e fornecer o treinamento e os cuidados de que ele necessita. Não se deve adquirir um bichinho "para as crianças". Um animal não é um companheiro de brincadeiras temporário, ele será parte integral da família por muitos anos, e seu bem-estar vai depender de você e de sua família.

Envolvendo as crianças nos cuidados com o animal de estimação

Permitir que seu filho participe dos cuidados com o animal de estimação ajuda a ensinar responsabilidade e infunde um senso de realização. É preciso escolher tarefas que sejam compatíveis com as idades das crianças. Até mesmo crianças muito novas podem participar de alguma forma, por exemplo, escolhendo um novo brinquedo ou colocando a vasilha de comida. A melhor maneira de ensinar a seus filhos como tratar bem os animais é pelo bom exemplo.

- É preciso ter certeza de que seus filhos não vão puxar o rabo ou as orelhas do animal; também não devem provocar, bater ou correr atrás dele, e nunca devem colocar os dedos na boca do animal.
- Ensine a seus filhos como pegar o animal no colo e como acariciá-lo sem deixá-lo perturbado, e também a lavar as mãos depois de tocá-lo.
- É bom fazer os filhos participarem do treinamento, o que não somente vai deixar o animal bem-comportado, mas também vai servir para ensinar mais a seus filhos sobre educação e comunicação eficaz. E isso também tornará sua vida mais fácil!
- Se seu animal de estimação necessitar de exercícios regulares, é preciso entender que isso deve ser feito todos os dias, várias vezes, sem exceção, faça chuva ou faça sol, e independentemente do quanto você está ocupada. Lembre-se também de que se o cachorro precisar se aliviar, ele só vai conseguir "se segurar" por certo tempo até ocorrer um acidente dentro de casa.

O comportamento e o treinamento de filhotes

A primeira semana, mais ou menos, de um filhote na sua nova casa é crucial para o treinamento. Em primeiro lugar, a família toda deve estar de acordo sobre sua rotina e quais são as novas regras e responsabilidades de cada um. Se o acordo é que o filhote deve dormir em uma caixa, mudar de ideia e levá-lo para a cama certamente criará problemas.

É verdade que o filhote foi arrancado de sua mãe e irmãos, e vai se sentir desprotegido. Vai precisar de segurança e rotina. Cubra o piso do "dormitório" dele com folhas de jornal e coloque vasilhas de comida e água em um canto do recinto. Coloque alguns brinquedos macios apropriados perto do filhote. Ao brincar com o novo morador da casa, faça-o sem muito barulho e com suavidade e, se parecer que o filhote quer dormir, deixe. Filhotes, assim como bebês, têm muito sono.

Caso seja seu primeiro filhote, peça conselhos ao criador ou abrigo onde o adquiriu, ou a uma pessoa que você respeita e que tenha cachorros bem-comportados e treinados. Além disso, considere seriamente um treinamento realizado por profissionais, a menos que você tenha absoluta certeza que pode realizá-lo sozinha.

Caso tenha filhos ainda pequenos, talvez seja mais seguro adquirir um cachorro adulto que não tenha sofrido nenhum tipo de abuso anterior. Um cão bem tratado, feliz e calmo vai dar a você e a seus filhos muito amor e lealdade. Quando possível, procure o antigo dono do cachorro para conhecer sua rotina e hábitos alimentares.

A limpeza e o animal de estimação

Todo tipo de animal de estimação vai precisar de alguma forma de limpeza no seu trato, e alguns mais do que outros. Seguem algumas dicas básicas para os bichos de estimação mais comuns:

- Sobre a manutenção do aquário, as opiniões variam quanto à frequência aconselhável para a substituição da água, mas parece consenso que uma substituição completa representa um choque ruim para o sistema dos peixes e é, portanto, recomendável que se substitua não mais do que 20% da água a cada duas ou três semanas.
- Banhar e escovar animais de estimação peludos com frequência vai minimizar a quantidade de pelos soltos pela casa.
- A melhor ferramenta para limpar pelos dentro de casa é um rolo adesivo. Também tem a vantagem de ser pequeno o suficiente para caber dentro da bolsa se você tiver de limpar pelos do interior do carro.
- Treine os filhotes de gato e cachorro a usarem a caixa de areia quando ainda são pequenos – quanto mais cedo aprenderem a usá-la, mais cedo você ficará tranquila, sabendo que seus móveis e tapetes não ficarão sujos ou estragados.
- Se você tem um cachorro, sempre saia para seu passeio com sacos plásticos, para recolher qualquer sujeira que ele fizer pelo caminho.

Protegendo a mobília do animal de estimação

Se você tem gatos ou cachorros, é quase inevitável que sua mobília seja roída ou arranhada, especialmente pelos gatos. É absolutamente natural para eles, que são predadores, afiar as garras, e você não vai conseguir coibir os instintos naturais. O melhor método é fornecer um local para que ele extravase isso, o que vai desviar a atenção dos móveis.

Se você conseguir suportar o cheiro, uma solução de limão-galego ou maçã ácida serve de repelente para gatos, e pulverizar levemente sofás ou cadeiras estofadas pode resolver o problema.

Animais que fornecem alimento

Todos nós já ouvimos histórias sobre crianças no campo, prestes a dar uma garfada no pernil do almoço de domingo, e que perguntam aos pais "Isso é a Rosinha?" Vocês podem pensar que é uma pergunta sinistra, mas para quem foi criado em uma fazenda, é apenas parte da vida. Esses animais podem ter sido tratados quase como de estimação, mas para fazendeiros também são fontes de renda, e em alguns momentos podem servir de alimento.

É a mesma coisa com as galinhas, as patas e as gansas. Podem todas ter nomes, e muitas vezes fornecer ovos aos seus donos, mas ao ficar velhas demais para isso, elas mesmas são incorporadas ao cardápio.

Se este for o caso no seu lar, é melhor preparar seus filhos – simplesmente tratando esse fato como uma ocorrência normal e natural.

Lidando com a morte do seu animal de estimação

A perda de um animal de estimação pode ser a primeira experiência de uma criança com a morte. A criança pode se culpar, ou a seus pais, ou ao veterinário por não conseguir salvar o animal querido. Podem também se sentir culpadas e deprimidas, e ficar com medo de que o mesmo possa acontecer com outros entes amados.

Tentar proteger seu filho dizendo que o animal fugiu pode criar a expectativa de que ele vai voltar e fazer com que a criança se sinta traída quando descobrir a verdade. Demonstrar sua própria tristeza talvez ajude seu filho a entender que a tristeza é perfeitamente aceitável, assim como pode ensiná-lo a lidar com seus sentimentos.

CONSELHOS SOBRE CRIANÇAS

Falando e ouvindo

Muitas vezes os adultos são culpados por mandar as crianças se apressarem - "anda logo!" e "faz logo isso!" –, ou por dizer "não fale comigo agora, estou ocupado". Às vezes isso é até justificado, mas na maior parte do tempo trata-se apenas de comodismo. Se você não puder falar com a criança naquele momento porque realmente está ocupada, é melhor dizer, "Me desculpe, mas no momento estou fazendo tal coisa. Você pode esperar até eu terminar? Não vou demorar".

As crianças se entediam com facilidade. Parecem se entediar ainda mais caso você esteja conversando com alguém ao telefone, somando uma imensa coluna de números, ou medindo os ingredientes de uma receita, ou seja, qualquer coisa exceto lhes dar atenção. Então procuram atrair sua atenção e você se irrita, dizendo: "Não vê que estou ocupada?"

A não ser que esteja lhe dizendo que a casa está em chamas ou outra coisa de igual importância, você não precisa aquiescer à necessidade da criança em falar naquele momento. Por outro lado, você não quer que seu filho pense que você não pode lhe dar atenção alguma. Portanto, quando estiver nessa situação, é bom poder oferecer um momento ou local alternativo para conversar. E quando você puder conversar, sente-se e realmente preste atenção ao o que ele tem a dizer.

Não é preciso dizer sempre "não"

Uma vez, há muitos anos, quando meus filhos ainda eram pequenos, uma senhora mais velha me disse que eu devia tomar cuidado para evitar dizer "não" automaticamente para minhas crianças. Ela acrescentou que, a menos que seus pedidos fossem contra meus princípios, perigosos ou simplesmente errados, eu deveria dizer "sim", pois isso as deixaria felizes e haveria muitas ocasiões nas quais eu teria de dizer "não" de fato. Era um ótimo conselho e o estou passando adiante. Isso não significa, é claro, mimar a criança, uma armadilha terrivelmente fácil de cair quando se tem filhos.

A disciplina

"Poupe a vara e estrague a criança" é um daqueles ditados que têm uma história muito longa, tão antiga quanto o Livro dos Provérbios. E tanto na época como hoje, significa que, se você realmente amar seus filhos, terá de punir suas transgressões.

Hoje, o conceito de bater em crianças é inaceitável, e existem meios muito mais eficientes para disciplinar seus filhos, de maneira adequada para suas idades. Uma criancinha de 1 ou 2 anos pode ser punida por exclusões como no basquete ou handebol: ficar sentada sem poder fazer nada por um tempo. Um minuto no banco para cada ano de idade, quando a criança tem abaixo de 5 anos, parece ser o prazo de tempo aceito. Cinco minutos são suficientes para a próxima faixa de idade. Se a criança deixar o banco, deve ser reconduzida imediatamente com firmeza e calma.

Crianças mais velhas aprendem melhor quando coisas lhes são retiradas após algum comportamento inadmissível: o celular, o videogame, a televisão, o MP3, o aparelho de CD ou de DVD. Não vão gostar nem um pouco, mas aprendem que existem consequências para suas ações.

Deixando seus filhos/netos constrangidos

Não importa o quanto você tente evitar, em algum ponto de sua vida você vai deixar seus filhos ou netos constrangidos, talvez até muitas vezes.

Crianças muito novas tendem a aprovar incondicionalmente seus pais e nunca questionam nada, mas conforme vão crescendo e se tornam mais cientes do que as pessoas podem estar ou não estar pensando, elas começam a achar o comportamento dos adultos ao seu redor vexatório. Não leve para o lado pessoal. Existe um motivo para estereotiparmos os adolescentes como tipos amuados e desaprovadores dos pais: é só uma fase, e acaba passando. Em breve serão adultos e em pouco tempo estarão constrangendo os próprios filhos.

Filhos criados, trabalhos dobrados

Um pai nunca deixa de ser pai, não importa a idade que seus filhos tenham, mas como já dizia minha mãe: "Filhos criados, trabalhos dobrados."

As crianças pequenas costumam ter problemas que geralmente são fácil e rapidamente resolvidos. Mas, conforme crescem, os problemas se tornam mais complexos e nem sempre é possível resolver tudo com um simples beijinho. E quando nossos filhos iniciam suas próprias famílias, não somente continuam buscando nosso apoio, mas também temos o fardo dos netos com seus problemas, muitas vezes somado aos problemas dos nossos pais já idosos.

Eu sempre entrevi um futuro em que meus filhos sairiam sozinhos pelo mundo e eu teria um intervalo de sossego antes de ter que me preocupar com meus pais. Isso não aconteceu, e depois de conversar com outras pessoas, percebi que raramente acontece. Mas, para cada problema vêm os conselhos e apoio compartilhados por gerações.

A união

Meus filhos nunca tiveram muito êxito colocando um pai contra o outro porque sempre (pelo menos na frente deles) nos mantivemos unidos. Isso não quer dizer que não tenham tentado. Muitas vezes. Mas nunca conseguiram. Quer estejam morando juntos ou separados, pais devem sempre rezar pela mesma bíblia. E os avós também.

Os tempos mudam

Quando minhas filhas eram novas e eu não podia buscá-las na escola por algum motivo, havia várias amigas a quem podia pedir que fizessem isso para mim. Em troca, claro, eu devolvia o favor quando uma delas não podia buscar seus filhos. Nunca ninguém da escola fez pergunta alguma ou precisou de minha permissão prévia para entregar minhas filhas a pessoas que eram, para a escola, completas desconhecidas. Por outro lado, quando precisei buscar minha neta na escola, praticamente tive de provar que não era uma sequestradora ou algo pior.

Haverá vezes em que você não vai poder buscar seu filho pessoalmente na escola ou em outra atividade. Portanto, deve-se ter um plano B e combinar com uma amiga ou familiar para ir em seu lugar. Lembre-se de sempre avisar à escola quando você não estiver disponível, de forma a evitar confusão.

Demonstrando preferência

Existem pessoas que afirmam que amam todos os seus filhos ou netos "da mesma forma". Na verdade, enquanto amamos nossos filhos com a mesma intensidade, muitas vezes amamos cada um de modo diferente.

Mas amá-los de modo diferente não significa demonstrar clara preferência por um filho em detrimento de outro. Quando uma criança sente isso, não importa o que faça, nunca será suficiente, ela simplesmente vai parar de tentar.

É preciso aprender a conhecer seus filhos e perceber quando estão se esforçando ao máximo. Se esse for o caso, não importa se o resultado supera ou é inferior ao dos irmãos. É preciso elogiar quando se esforçam e desaprovar quando demonstram desinteresse. Não devemos julgar suas realizações comparando-os com outras pessoas. A vida não é uma competição.

Lidando com a raiva

Todo mundo fica zangado. No entanto, a forma como essa raiva se manifesta depende do caráter da pessoa e da situação.

Talvez o mais importante seja procurar não gritar. De nada serve gritar com uma criança. Ela só vai ficar mais chateada. Eu tenho um pavio extremamente curto e já gritei bastante, mas descobri, com o tempo, que outros métodos funcionam muito melhor.

Se uma criança ultrapassar os limites que foram estabelecidos para ela ou cometer uma grande indisciplina, é mais sábio dizer "eu estou furioso demais para falar sobre isso agora" seguido por "daqui a alguns minutos, conversamos", ou algo semelhante, em vez de perder a calma. Mas se for dizer algo parecido, é absolutamente necessário cumprir a promessa. No caso de ser um de seus filhos que está irritado ou frustrado com você, tente acalmá-lo antes de conversar sobre a situação que o deixou transtornado.

Conter-se, engolir a raiva e nunca mais tocar no assunto apenas vai levar as crianças a pensarem que se livraram do problema. Portanto, é melhor discutir o assunto quando ambos estiverem mais calmos.

Competindo para vencer

Tem se tornado norma para escolas e outras organizações evitar conceder prêmios por realizações esportivas ou motivos semelhantes, mas nada melhor que aquela descarga de adrenalina afirmando que você se saiu bem ou incentivando para se esforce ainda mais.

Se as crianças são ensinadas que fazer o melhor e buscar superação já são uma grande vitória em si, então poderão desfrutar das suas pequenas conquistas tanto quanto os vencedores podem desfrutar dos seus êxitos.

Boas maneiras

Uma criança com boas maneiras não somente é um reflexo dos seus pais, mas também é mais bem equipada para enfrentar a vida. Ao ensinar boas maneiras ao seu filho, você está ensinando fundamentos de sobrevivência que serão úteis por toda a vida. O velho ditado: "faça aos outros o que gostaria que fizessem a você" se aplica aqui. Se quiser que seus filhos tratem as pessoas com respeito, por exemplo, você deve ensinar isso por meio do seu respeito por eles. As crianças aprendem seguindo exemplos.

A maioria dos pais jura que existem algumas coisas que jamais vão dizer ou fazer aos filhos, mas que todos acabam fazendo, geração após geração. Por exemplo, você pede para seu filho fazer alguma coisa, e a resposta é "Por quê?" Geralmente os pais respondem "Porque eu pedi". Que tipo de resposta é essa? É uma resposta fácil, já que não exige explicação. Mas só tem sentido com crianças bem pequenas que não iriam entender a explicação ou o motivo. Todas as outras merecem uma explicação.

- Por favor, obrigado, com licença e desculpe ainda são palavras extremamente necessárias no vocabulário de todos nós. Não leva muito tempo para acrescentá-las a uma frase, mas é fato que elas tornam o mundo um lugar mais agradável.
- "Você poderia fazer menos barulho, por favor" soa muito mais gentil do que: "Pare com este barulho infernal agora mesmo" e também tem mais chance de surtir algum efeito. "Por favor, você poderia..." vai soar bem melhor do que "Eu quero..."
- Do mesmo modo, "com licença" é bem menos agressivo do que "sai da frente".
- Se for pedir desculpas, você precisa realmente estar arrependido, e não apenas contar com o sentido atribuído à frase.
- Se alguém diz ou faz algo que o magoa, é melhor conter-se ou contar até dez em vez de retrucar de modo violento. No entanto, existem circunstâncias em que é preciso dizer algo. E, podem acreditar, dizê-lo da maneira correta é uma arte adquirida por meio da dura experiência.

Agradecimentos

Fui ensinada que, quando alguém me dá um presente, eu tenho que escrever um bilhete agradecendo. Ensinei a mesma coisa aos meus filhos.

Apesar dos tempos terem mudado, as boas maneiras permanecem iguais. Não é aceitável agradecer alguém por SMS ou e-mail. O tempo gasto escrevendo um bilhete, ou cartão, para reconhecer o presente demonstra a devida gratidão e apreciação para com o trabalho que a pessoa teve ao escolher o presente para você.

Uma grosseria (e é falta de educação) tal como não agradecer pode resultar em que aquela pessoa nunca mais lhe mande um presente. E com toda a razão: se significou tão pouco, por que elas deveriam fazer de novo?

Dando e recebendo presentes

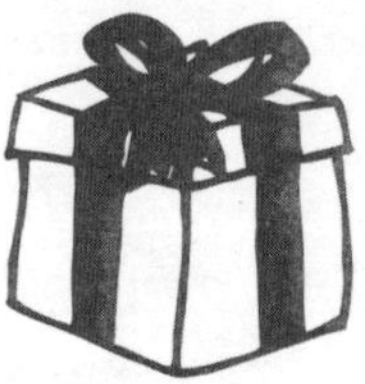

Nada se compara a receber um presente que foi feito especialmente para você por alguém que você ama. Não se trata de preço. Os melhores são desenhos que crianças fizeram para você, cartões que criaram, pedras que pintaram ou cerâmicas feitas à mão; às vezes meio toscos, e outras, realmente bem feitos. Pode até parecer um clichê, mas um presente que vem do coração significa muito mais do que apenas algo que o dinheiro pode comprar.

A hora de dormir

As crianças precisam de uma rotina para dormir, mas pode ser bem difícil encontrar uma que funcione bem. Ela não somente irá variar de família para família, como também poderá variar de filho para filho. Aquilo que funciona para um é completamente diferente daquilo que funcionará para outro. No entanto, é essencial encontrar e estabelecer rotinas para assegurar que as crianças consigam repousar corretamente.

Criar metas de horários para que as crianças estejam alimentadas, de banho tomado e prontas para a cama é definitivamente uma ideia muito boa, mas não se aflija se nem sempre vocês seguirem o cronograma. Uma tática é fazer com que as crianças de 1 ou 2 anos coloquem os brinquedos para dormir antes delas mesmas irem para cama.

O tempo vai fazer com que você e seus filhos estabeleçam uma rotina que funcione bem para todos, e, é claro, quanto mais eles crescerem, mais serão capazes de se prepararem para a cama sozinhos em horários adequados. Devo admitir que fiquei muito satisfeita quando uma das minhas filhas adolescentes se levantou do sofá a uma hora bem aceitável e informou: "Acho que vou dormir. Boa noite, gente."

Cuidados com a segurança

Manter os filhos seguros é a maior prioridade de um pai. No entanto, por mais que façamos tudo para mantê-los longe de perigos em potencial, eles sempre irão encontrar meios de se machucarem, e, no final das contas, o melhor que podemos fazer é tentar nos anteciparmos e evitar acidentes. Caso ocorram, tanto no caso de ferimentos físicos como emocionais, a melhor maneira de lidar com a situação é com o máximo de calma. Isso faz com que eles entendam que aquilo não é o fim do mundo e que tudo vai passar.

Como ensinar seus filhos a comer

Tente apresentar a seu filho a maior variedade de alimentos o mais cedo possível. Lembro-me de minha primeira filha se esforçando para mastigar um filé antes de ter dentes! Lembro também o quanto minhas meninas gostavam dos pratos exóticos que eu preparava: curry indiano bastante forte e pratos chineses com temperos muito estranhos para paladares tão jovens.

Se tiver cozinhado algum ingrediente de um modo que não deixou seu filho muito impressionado, tente preparar de outra maneira. Existem crianças que não gostam de massas, arroz, frango com ossos, peixe, sucos com gominhos, verduras, frutas... No final das contas, crianças são difíceis mesmo. Mas a pior coisa que se pode fazer é tornar a mesa de jantar um campo de batalha. Se uma criança diz que não gosta de alguma coisa antes mesmo de botar no garfo, peça que experimente, pelo menos uma mordidinha. Às vezes todos se surpreendem. Ou, então, a realidade não agrada mesmo. Nesse caso é melhor dizer: "sem problema, deixe no prato". Invariavelmente, haverá outras coisas no prato que ela vai achar bem mais interessantes.

E não pense que as crianças vão sempre gostar das mesmas comidas. "Mas você adorou isso na semana passada" não vai convencê-lo. E nem se deve esperar muita lógica no raciocínio alimentar. Não é porque uma criança gosta de tomates que ela vai gostar de molho de tomates ou de tomates na salada.

Finalmente, não espere que todos seus filhos tenham o mesmo paladar. Mas nunca caia na armadilha na qual certa senhora que conheço caiu. Quando seus filhos adultos almoçam com ela aos domingos, ela prepara pelo menos três pratos diferentes de batata porque um quer purê, outro quer batatas assadas... Outra conhecida assa frango, porco e carne quando sua família vem. Se este for seu caso, e você quer deixar todos os filhos e netos felizes, será preciso deixar alguns um pouco infelizes de vez em quando, ou você vai se acabar na cozinha.

Dizendo a verdade... mais ou menos

Creio que é básico dizer que todos nós queremos que nossas crianças sejam honestas e digam a verdade. No entanto, mesmo se formos pessoas honestas, todos nós mentimos em algum momento. Se não mentimos, omitimos. Por que as crianças mentem? Pelo mesmo motivo que os adultos, para evitar culpa ou castigo. No caso de crianças mais velhas, também pode ser para evitar assuntos que sejam difíceis ou constrangedores para elas. Às vezes, elas mentem para que seus pais não se decepcionem. Já li em algum lugar que quanto mais inteligente a criança, mais competente o mentiroso. Mas os pais mentem também: sobre seus sentimentos, seus motivos e muitas outras coisas. Acaba que somos nós que ensinamos nossas crianças a contar inverdades, tanto tacitamente como diretamente. Às vezes, até gostaríamos que mentissem, como quando contam segredos de família.

Não existe nenhum meio de evitar que nossas crianças mintam. Mas podemos tentar ensiná-las (e a nós mesmos) a diferença entre uma mentira branda, contada para poupar os sentimentos de alguém, e uma mentira que é contada com má intenção.

Atenção: nunca diga que um procedimento médico não vai doer, uma injeção ou pontos, por exemplo, nem diga que as está levando para um lugar legal quando estiverem a caminho do dentista ou médico. Se fizer isso, eles nunca mais irão confiar em você.

Preconceitos

É verdade que não se pode julgar um livro pela capa. As pessoas nem sempre são aquilo que aparecem ser. Nem todas as louras são burras, nem todas as ruivas perdem a calma facilmente e o sotaque de uma pessoa não é indicador de inteligência.

As crianças não nascem com essas ideias preconcebidas. Elas as aprendem com a sociedade ao seu redor.

Bullying

É provável que a intimidação entre crianças, o bullying, sempre tenha existido. Mas eu não me lembro de ter tido essa experiência na escola.

No ensino fundamental da minha neta mais velha, em Londres, a direção da escola criou uma campanha contra o bullying, e minha neta foi escolhida como vigilante antibullying. Da forma que entendi, as crianças que foram escolhidas eram identificadas entre os alunos para que as vítimas de bullying pudessem procurá-las para conversar sobre o que acontecia. A ideia era de que as vítimas iriam preferir conversar com seus colegas, em vez de procurar os professores e serem tachadas de dedo-duro pelas outras.

O plano funcionou muito bem e a escola foi agraciada com a visita da rainha Elizabeth II, que quis encontrar os vigilantes mirins. A rainha foi até minha neta e disse "É muita bondade sua sacrificar seu tempo de recreio para ajudar outras crianças." Minha neta, que geralmente não consegue parar de falar, ficou muda por alguns instantes, mas finalmente conseguiu responder "Não tem problema!" Apesar de ela ter ficado encabulada, eu sei que ajudar outras crianças a combater o bullying ensinou a ela e às demais crianças lições importantes, além de ter oferecido um foro livre e sem intimidação para que pudessem expor e revelar o que estavam sofrendo. Espero que essa campanha seja implementada em outras escolas.

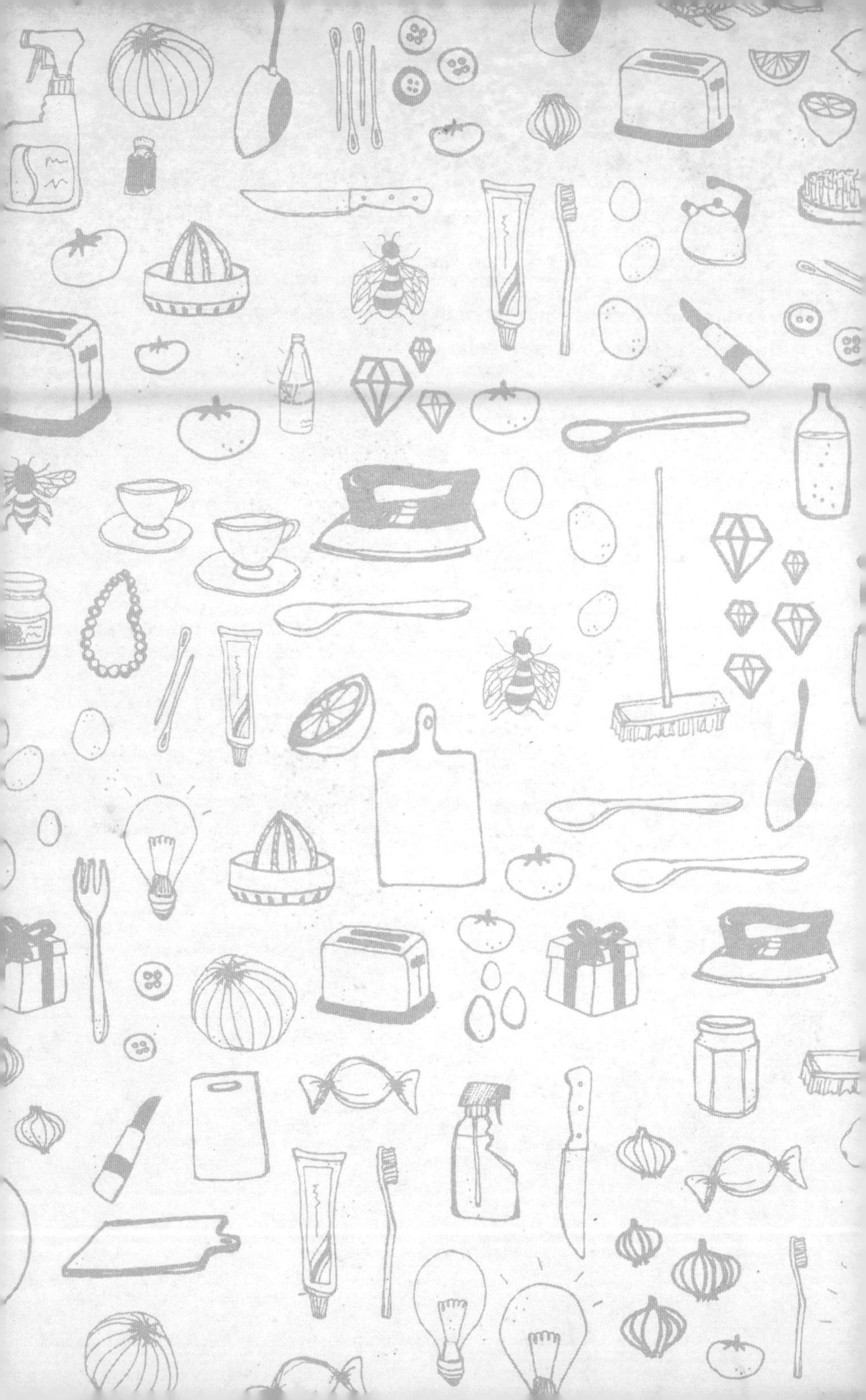

As famílias e o convívio diário

Relações pessoais

As famílias podem ser uma fonte de apoio e força, mas também podem causar infinitas dores de cabeça. Esta seção oferece alguns conselhos simples para ajudar nos momentos mais difíceis.

Novos bebês/rivalidade entre irmãos

Muitas vezes uma criança vai reagir a um bebê com alegria e curiosidade, mas às vezes podem ocorrer reações perfeitamente naturais de ciúme que vão fazer um irmão se sentir magoado com o recém-chegado. O melhor é tentar incluir a criança na chegada do bebê, fazendo com que ela se sinta uma parte importante desse evento.

Conforme seus filhos crescem, e especialmente no início da adolescência, podem surgir alguns atritos entre irmãos. Todas as famílias são diferentes, mas muitas vezes é melhor deixar que eles resolvam as coisas entre si, contanto que não se machuquem fisicamente. A maior parte do tempo essas disputas serão breves, e deixar as coisas correrem entre eles oferece uma possibilidade de resolução mais eficiente do que simplesmente separá-los, o que pode levá-los a acumular a raiva.

Lidando com o divórcio

Um divórcio já é bastante traumático quando vocês são um casal sem filhos. Mas quando há crianças envolvidas, tudo é ainda mais difícil.

O divórcio pode gerar sentimentos de raiva em relação a um ou ambos os pais, e a criança (ou crianças) pode achar que a separação é, de alguma forma, por culpa dela. As circunstâncias podem forçá-las a deixar o lar antigo e às vezes até mesmo levá-las para outra cidade ou país.

Num mundo ideal, os pais ainda irão se falar e ambos terão acesso às crianças. Na realidade, muitas vezes existe rancor. No entanto, é absolutamente imperativo que as crianças sejam prioridade nessas situações e que saibam que, apesar de mamãe e papai não estarem mais juntos, não é culpa delas e continuam amadas como sempre foram por ambos os pais. Discutir na frente das crianças apenas vai aumentar seus sentimentos de confusão e mágoa, então restrinja quaisquer desacordos a áreas fora do alcance dos ouvidos de seus filhos.

Tornando-se avô/avó

Ter filhos não é fácil, pois ninguém pode lhe dizer como ser um bom pai ou mãe. O que torna os avós bons ou ruins é igualmente vago. Sua personalidade vai ditar sua abordagem em relação aos netos, mas aqui vão algumas dicas simples que podem ser levadas em conta:

- Quando você estiver tomando conta de seus netos, tenha certeza de ter assimilado dos pais todas as informações possíveis sobre o que a criança pode ou não pode fazer, por exemplo, horários de dormir, alergias, números de emergência etc.

- Lembre-se que ao final do dia (ou fim de semana, ou semana) você terá de devolver as crianças aos pais, portanto, tente ao máximo se ater às mesmas regras impostas por eles, de modo a evitar confundir a criança.

Muitas vezes, netos e avós têm uma ligação especial, com o mesmo amor incondicional que um pai sente. É exatamente esse amor incondicional que faz um bom avô ou avó.

Reuniões de família

Férias e viagens

Longe de serem alegres e relaxantes, as férias podem ser muito estressantes, especialmente ao visitar familiares ou viajar a algum lugar desconhecido. Fico pasma com aquelas famílias com crianças muito pequenas que suportam horas intermináveis nos aeroportos e aviões a caminho de suas férias. Se estiverem visitando familiares, os pais ou avós, posso até entender. Do contrário, me parece um verdadeiro pesadelo. Levar crianças pequenas para outro país para fazer turismo pode parecer uma boa ideia, mas elas estariam igualmente felizes apenas sentadas numa praia qualquer com uma pá e um baldinho. Provavelmente, nem irão se lembrar da viagem quando crescerem.

Se as férias são mais para os pais do que para as crianças, tudo bem. Mas nesse caso talvez fosse melhor ir sem as crianças, caso vocês tenham alguém adequado para ficar com elas.

Natal

Dei aqui o título de "Natal", mas na verdade isso se aplica a qualquer feriado religioso ou nacional, ou festa de família. Antigamente, as decorações ou festividades não começavam três meses antes. Esticar um evento a esse ponto parece fazer com que ele perca o sentido, pois o conceito de um Natal em família não deveria ser sacrificado em função de seu lado comercial. É claro que passar alguns dias, ou semanas, com toda a família reunida nem sempre equivale a férias relaxantes, e, em alguns casos, é melhor para todos que não se reúnam. Hoje em dia, é bastante comum vermos grupos de amigos reunidos para comemorarem essas datas.

Aniversários

Um aniversário pode ser uma ocasião alegre, especialmente para as crianças, mas nem todos gostam de comemorar o próprio aniversário e, algumas pessoas até acham a ocasião um tanto estressante. Podemos aceitar que as pessoas sejam diferentes, mas temos dificuldade em entender quando nem todo mundo reage da forma esperada. Se um membro de sua família, ou um amigo, não gosta de comemorar o próprio aniversário com uma festa, descubra o que aquela pessoa prefere fazer na data, se é que há algo de que ela gostaria.

Casamentos e funerais

Poucas coisas reúnem a família e os amigos como casamentos e funerais. Sim, um casamento é uma ocasião feliz e um funeral, triste; mas nem sempre a realidade corresponde as expectativas.

Algumas moças planejam seus casamentos desde os 5 anos de idade, e muitas vezes o tipo de casamento é ditado exclusivamente pela visão da mulher. É importante não esquecer que, enquanto você pode ter encontrado o homem perfeito para encaixar no casamento dos seus sonhos, o casamento dos sonhos dele pode não coincidir exatamente com o seu. Portanto, tente incorporar ambos os conceitos e expectativas, para que seja um dia perfeito para ambos, em vez de só para um.

Já os funerais são sempre momentos difíceis e perturbadores. No entanto, é cada vez mais comum tornar o funeral uma celebração da vida daquele que faleceu, de forma a relembrar, com as pessoas reunidas, todas as coisas boas sobre a pessoa que amaram. Parece uma maneira respeitosa e adequada de homenagear a vida de alguém, em vez de apenas compartilharmos o luto e a tristeza por sua morte.

Lembrando-se de criar lembranças

Fotografias

Frequentemente, o primogênito é fotografado *ad nauseam*. Centenas de fotos são tiradas a cada fase do desenvolvimento do bebê (e as câmeras digitais exacerbaram isso). Aí vem o próximo filho, e perde-se um pouco do ímpeto. Mas, nos anos a vir, você irá arrepender-se por não ter mantido um registro fotográfico das vidas de todos os filhos. Portanto, faça um álbum para cada filho. Não é apenas uma forma para você relembrar aqueles primeiros e preciosos dias, mas também para seus filhos será uma fantástica janela para uma época da qual eles provavelmente não terão lembranças.

Livros de bebê

O mesmo se aplica aos livros de bebê. Registre peso, altura e outros dados, insira uma mecha de cabelo tirada no primeiro corte, assim como outras lembranças, como a data de surgimento do primeiro dente.

Pode não parecer importante registrar tudo isso por escrito quando acontece, mas vinte ou trinta anos depois, você vai lamentar não tê-lo feito.

Correspondência

Há também as cartas e cartões que as crianças escrevem durante viagens escolares ou colônias de férias. É provável que você não tenha guardado nenhum. Eu gostaria de ter guardado aquele em que minha filha mais velha escreveu de um acampamento de bandeirantes, destinado a despertar meu sentimento de culpa: "Eu ODEIO este lugar. Todas as meninas são horríveis comigo. A comida é nojenta e as barracas têm goteiras. Me leve embora imediatamente!" Dois dias depois recebi um cartão completamente diferente, contando todas as atividades maravilhosas e como suas novas amigas eram fantásticas. Foram 48 horas muito angustiantes.

A correspondência de seus filhos, em qualquer idade, é uma fonte maravilhosa de lembranças para sua família e, muitas vezes, é também divertida e até reconfortante.

Desenhos e presentes das crianças

As crianças gostam de desenhar e fazer presentes. Meus netos nos fizeram dezenas de presentes que consideramos preciosos. Temos desenhos, pedras pintadas, colagens feitas com fotos, cartões comemorativos, cerâmicas e decalques, todos orgulhosamente expostos. Estimule as crianças a se tornarem prendadas e aproveite para se juntar a elas durante suas atividades. Isso irá inspirar a criatividade delas e você terá lembranças maravilhosas daqueles momentos compartilhados.

Encontrando suas raízes

Minha mãe era a mais nova de nove irmãos e eu tive dezenas de primos com os quais perdi contato desde criança. Decidi encontrá-los ou, ao menos, estabelecer um contato por e-mail com aqueles que quisessem. Fico feliz por isso. Ainda hoje é reconfortante ter uma família grande.

A genealogia tem se tornado popular, pois nos ensina muito sobre quem somos e de onde viemos e, como eu, você pode descobrir novos parentes que nem sabia que existiam.

Mágoa

Não guarde mágoa. Sempre haverá coisas que pessoas fizeram para nos magoar ou irritar, mas continuar remoendo isso apenas magoa a nós mesmos e não à pessoa que nos fez mal.

Administrando o orçamento

Manter um caderno com o registro das receitas e despesas parece um tanto cansativo, mas é realmente uma das coisas mais sábias a fazer. Enquanto pode parecer desnecessariamente detalhado anotar as despesas diárias, a longo prazo isso vai lhe dar controle sobre seu dinheiro. Hoje em dia, com os cartões de crédito e débito, é muito fácil esquecermos imediatamente o quanto foi gasto. O registro escrito de seus hábitos de consumo fará com que você identifique rapidamente meios de poupar, ao ver em que seu dinheiro está sendo gasto.

Não empreste e nem tome emprestado

Esse é um velho conselho que sobreviveu ao tempo, exatamente por ser um sábio conselho.

Cartões de crédito geraram uma sociedade em que gastar dinheiro que não temos é considerado perfeitamente aceitável, mas trata-se de um hábito muito perigoso. Se você usa cartões de crédito, tente limitar o número de transações anuais, e evite juros quitando o valor total o mais rápido possível.

Todos nós gostamos de ajudar um amigo que esteja precisando, mas emprestar dinheiro também pode nos trazer problemas – seja porque a pessoa demora a devolver a quantia emprestada, seja porque ela, de fato, não tem condições de devolver o dinheiro. Isso pode estremecer a mais sólida das amizades. Caso você se encontre na situação de emprestar dinheiro a um amigo, assegure-se de que ambos estão plenamente cientes dos termos do empréstimo e que concordam com uma data realmente factível para que todo o dinheiro seja devolvido.

Dicas para poupar dinheiro

Em momentos financeiramente difíceis, pode ser complicado saber por onde começar a resolver os problemas. Se despesas maiores são inevitáveis, comece procurando formas de poupar as menores quantias – centavos que se transformarão em reais. Seguem algumas sugestões:

- Em vez de comprar livros e DVDs, troque com os amigos – dificilmente você lerá o mesmo livro ou verá o mesmo filme duas vezes naquele ano. Caso haja bibliotecas disponíveis onde você mora, faça uso delas.

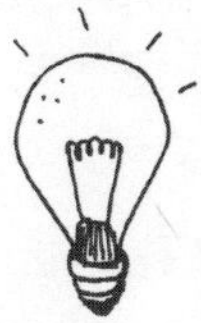

- Desligue todas as luzes dos cômodos vazios, assim como ares-condicionados ou aquecedores. E certifique-se de que suas torneiras não estão pingando e levando seu dinheiro para o ralo.

- Faça um pacto com a família (e os amigos, se possível) limitando o valor a ser gasto com presentes. Isso não só vai ajudar financeiramente a todos, como também pode estimular escolhas mais criativas de presentes.

- Prepare sua própria comida, evitando comprar refeições prontas. É muito mais barato e os benefícios à saúde são imensos, já que refeições congeladas sempre têm mais sal e gordura do que aquelas feitas em casa.

O valor das listas

Eu confesso. Sou uma maníaca por listas. Faço listas de compras, de aniversários e datas comemorativas, de compromissos, de afazeres e muitas outras. Não sei se sou uma pessoa obsessivo-compulsiva ou apenas muito organizada. Talvez ambos. Veja minhas razões:

Listas de compras

Não há jeito de eu lembrar tudo o que acabou e precisa ser reposto em casa, portanto, mantenho uma lista na minha cozinha que inclui produtos alimentares (frescos ou não), produtos de limpeza, e itens de saúde e higiene. Todos na mesma lista.

Os itens repostos na quitanda da minha rua são apagados; os demais permanecem até a próxima ida ao supermercado. Isso evita que eu tenha que correr pela casa verificando o que falta logo antes de sair para as compras.

Listas de aniversários

Todos se espantam como sempre lembramos os aniversários e outras datas comemorativas de familiares e amigos. Na verdade é muito fácil: quando uma pessoa menciona uma data, basta registrar no computador ou celular. Muito mais simples do que as velhas agendas.

Endereços e telefones

Acidentalmente, perdi todos os dados do meu celular e do cartão SIM. Levei anos para digitar no novo aparelho todos os números que eu tinha. Por sorte, a maioria deles estava no meu computador ou meu marido também tinha. É uma boa ideia manter duas cópias impressas de todos os seus contatos. Dessa forma, se a tecnologia falhar ou você perder uma das cópias, você não perde também suas amizades.

Compromissos

É fácil esquecer ou confundir a data de um compromisso, portanto anote todos na sua agenda. Uma vez, fomos convidados para um drinque na casa de um vizinho, junto com outro casal, mas fomos convidados para dias diferentes simplesmente porque a anfitriã não conseguiu encontrar sua agenda no momento de fazer o convite ao outro casal de amigos. Se eu não tivesse, por acaso, conversado com o outro casal, a pobre mulher teria que receber convidados em duas noites diferentes.

Listas de coisas a fazer

Isso pode parecer bobagem, mas a única forma de organizar seu dia, sua semana ou sua vida é tendo uma ideia clara daquilo que você precisa ou quer fazer. Isso pode ser feito mentalmente ou por escrito. Eu prefiro escrever, pois me permite priorizar as coisas. Isso não significa que não me desvie dos meus planos originais, mas é menos provável, se tenho uma ideia daquilo que tenho a fazer e de quanto tempo precisarei dispor.

Moda

Não se apavore

Nunca compre roupas sob pressão. Isso aumenta as chances de comprar algo que você nunca mais irá usar. Se é uma ocasião especial, você provavelmente já tem algo perfeito em seu guarda-roupa. Não se preocupe se tiver que vestir a mesma roupa para encontrar as mesmas pessoas. Elas não vão lembrar e, mesmo se lembrarem, quem se importa? Se cai bem, vai provocar elogios e você se sentirá bem com isso.

Renovando o guarda-roupa

Mesmo que você deteste comprar roupas, todo mundo gosta de uma novidade de vez em quando. Se você for esperta, poderá renovar seu guarda-roupa sem ter que substituir tudo a cada ano. Seguem algumas dicas:

- Não compre demais das novas tendências. A saia balonê pela qual você morreria este ano provavelmente cairá no esquecimento exatamente como as calças boca de sino dos anos 1970. Estilistas criam novos looks a cada estação justamente para incitar o consumo.
- Atenha-se aos clássicos, bem feitos e com bons tecidos, e que garantem elegância. Certamente eles valerão o dinheiro gasto. Caso comece a se cansar de uma jaqueta, você sempre pode trocar os botões para obter um novo look.
- Outras opções para renovar o guarda-roupa incluem acrescentar belas rendas e brocados ou simplesmente mudar a forma de usar uma peça, tal como colocando um cinto em uma jaqueta, ou usando um colar de contas comprido como cinto, ou repensar como peças isoladas podem se combinar de outras formas.

Brechós

Os brechós, especialmente aqueles nos bairros mais abastados, são ótimos locais para se comprar roupas. O fato é que as pessoas se entediam com suas roupas, perdem e ganham peso, ou às vezes alguém morre e a família precisa limpar seu guarda-roupa. O tédio, as perdas e os ganhos podem proporcionar ótimos negócios, desde que você tenha um pouco de tempo para procurar.

Cuidando das roupas

Não tem sentido comprar um vestido bonito e, depois de usá-lo, deixá-lo largado no chão. Esse é o caminho do desastre. Ao se despir, ao final do dia, examine suas roupas à procura de manchas e pequenos rasgos. Caso você encontre algum, resolva imediatamente ou, o que é mais prático, dobre a peça e coloque onde fique fácil de lembrar que você tem algo a resolver. Procure sempre lavar, ou lavar a seco, ou fazer os reparos necessários o mais rápido possível.

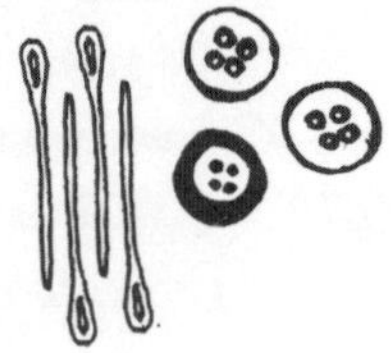

Botões soltos vão acabar sendo perdidos, portanto prenda-os na roupa com um alfinete ou fita adesiva. Uma dica prática para evitar a queda de botões é aplicar um pouco de esmalte de unha incolor na linha que segura o botão. Ao secar, a linha fica mais forte e, com sorte, o botão ficará no lugar enquanto a roupa durar.

Mesmo limpas, você deve lavar suas roupas ao final da estação, antes de guardá-las até o próximo ano, desencorajando a ação de traças e outros insetos. Passar as roupas que serão guardadas é um desperdício de tempo – melhor fazer isso quando a estação estiver começando.

Preparando-se para sair

Algumas pessoas sabem fazer isso naturalmente, mas outras precisam de um pouco de ajuda. Não importa qual seja seu orçamento, é sempre possível um bom resultado.

Eu me irrito muito quando leio o que pessoas "deveriam" vestir a cada faixa de idade. Esqueça o "estilo garotinha" e dê uma boa e honesta olhada no espelho. Obviamente você não quer parecer uma adolescente se já é uma avó, mesmo que tenha mantido seu corpo de menina, mas também não precisa parecer a sua avó. Conforme vai envelhecendo, você vai descobrindo que mais pano pode ser um grande aliado: pernas de fora, decotes e roupas sem manga devem ser evitados. No entanto, se amigas e familiares de confiança, ou mesmo seu marido, dizem que você ainda pode abusar desse tipo de roupa, então você não precisa seguir a regra.

Você deve se vestir de forma a acentuar seus pontos fortes. Todo mundo tem os seus, mesmo que pensemos estar gordas, magras, altas ou baixas demais. Em caso de dúvida sobre o que vai lhe deixar mais atraente, existem muitos artigos em livros e revistas sobre como se vestir conforme seu tipo de corpo. Você também pode pedir ajuda a uma amiga, sua mãe, irmãs ou até mesmo filhas (mas somente se você acha que elas têm bom gosto).

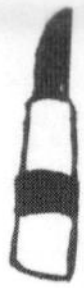

Maquiagem e dicas de beleza

Uma das grandes alegrias na vida pode ser aprender dicas de maquiagem com sua mãe ou avó. Assisti-las enquanto aplicam sua maquiagem são as primeiras lições sobre o tema para a maioria das meninas. Seguem algumas dicas que podem ser transmitidas às próximas gerações:

Uma boa base

Na verdade, não se trata da base que se compra em lojas. A melhor base é uma pele saudável e viçosa. Para garantir que você tenha a melhor "tela" para começar a pintar, beba bastante água, coma muitas frutas e legumes e desfrute de um pouco de tempo ao ar livre.

Antes e depois

É essencial que, antes de começar, a pele esteja limpa e hidratada, ou sua maquiagem não vai assentar bem. É ainda mais importante que você lave sua pele cuidadosamente à noite, para remover todo vestígio de maquiagem, e assim evite o entupimento dos poros e o aparecimento de cravos. Ou, no caso de maquiagem dos olhos, para evitar o risco de infecções oculares.

A regra do um-ou-outro

A maquiagem deve ser um realce, e não camuflar seus traços, então se atenha a esta regra: acentue os olhos ou os lábios, mas não ambos. Portanto, caso você esteja usando uma maquiagem pesada nos olhos, use uma cor neutra nos lábios; caso opte por uma cor vibrante nos lábios, mantenha os olhos bem naturais.

Preservando a maquiagem

Surpreendentemente, a geladeira pode ser sua melhor amiga para preservar e estender o prazo de validade de sua maquiagem. Batons e esmaltes de unha vão durar consideravelmente mais tempo quando mantidos na geladeira. No entanto, é aconselhável colocá-los em vasilhames ou sacos plásticos vedados, para evitar o contato com qualquer alimento.

Alguns itens de maquiagem devem ser substituídos regularmente. Para evitar infecções oculares, o rímel e os delineadores líquidos devem ser substituídos a cada três meses. Bases podem perder sua homogeneidade com o tempo, e devem ser substituídas a cada seis meses, aproximadamente.

Encontrando o perfume ideal

Escolher um perfume é uma experiência extremamente pessoal. Não somente somos atraídos por cheiros diferentes, como um perfume pode cheirar de forma bem distinta em duas pessoas diferentes devido à reação química do perfume com a pele. Além disso, um perfume que lhe agradou durante a adolescência pode não agradar mais quando você se torna adulta.

Vá à loja de cosméticos mais próxima, ou à seção de perfumes de uma loja de departamentos, e passe bastante tempo cheirando cada perfume antes de experimentar em você e tomar uma decisão. A maior parte das lojas fornece papeletas em que você pode borrifar o perfume para evitar um coquetel de perfumes sobre você.

Beleza natural

Caso você prefira produtos naturais para acentuar sua beleza, existem muitas opções. Basta procurar os ingredientes na sua cozinha.

- Ervas que ajudam a evitar a caspa incluem casca de hamamélis, sálvia e alecrim.
- Para manter um corpo bonito, deleite-se com um banho de ervas. Para aliviar pele seca e áspera, inclua quantidades iguais de óleo de confrei e extrato de alquemila; para um banho relaxante no final do dia, utilize uma mistura de extrato de camomila, valeriana e prímula.
- Para uma pele sem manchas e livre de espinhas, lave bem o rosto de manhã e à noite com hamamélis, que pode ser encontrada em farmácias.

Xampu de ervas

Se você quiser experimentar seu próprio xampu de ervas, esta é uma mistura com ervas sugeridas para cores diferentes de cabelo.

Ingredientes:

- 30 g de ervas (camomila para louras; gengibre ou hibisco vermelho para ruivas; sálvia ou folhas de framboesa para morenas)
- 15 g de urtigas (que contêm nutrientes que estimulam o crescimento capilar)

- 300 ml de água
- 30 g de raspas de sabão de Castela (à base de azeite de oliva)
- Um frasco de 300 ml

Ferva a água, adicione as ervas e a urtiga, mexendo sempre. Tire a panela do fogo e deixe repousar por uma noite (ou, caso tenha pressa, deixe pelo máximo de horas possível). Pela manhã, peneire a mistura, retirando as ervas, e devolva a água à panela. Coloque sobre fogo brando e adicione as raspas de sabão, misturando até que derretam por completo. Tire a panela do fogo e deixe a mistura esfriar antes de transferir para o frasco.

O xampu está pronto para uso, mas não deve ser mantido por mais do que seis ou oito semanas.

Fazendo presentes artesanais

Eu acredito que presentes que foram feitos especialmente para mim, em vez de simplesmente comprados, demonstram muito mais consideração. Existem muitas formas de usar seus talentos para fazer o presente perfeito para alguém especial. O único pormenor é ter tempo.

Tricotando e costurando

Se você tiver jeito com agulhas, pode agradar muito alguém com uma peça de roupa exclusiva, um brinquedo para uma criança ou acessórios criativos tanto para crianças como para adultos.

Roupas

Se você conhecer o tamanho e o gosto da pessoa, pode costurar uma peça de roupa. Mas cuidado com suéteres de lã com cara de feito à mão! Você pode conseguir belos moldes para o seu tricô nas revistas especializadas ou on-line.

Brinquedos

Obviamente, é preciso ter em mente a idade da criança para a qual você está fazendo o brinquedo. Pois, principalmente pelo aspecto da segurança, ninguém quer uma criança de poucos meses colocando um brinquedo de lã na boca. Brinquedos clássicos, como ursos de pelúcia e bonecas de pano, nunca saem de moda e, com sorte, vão estar entre os favoritos bem depois que o brinquedo do momento desaparecer das prateleiras. Novamente, moldes para brinquedos são facilmente encontrados on-line e em revistas especializadas.

Acessórios

Com o inverno a caminho, uma boa opção de presente caseiro é um cachecol, uma touca ou luvas de lã. Mas, caso você seja muito habilidosa, poderá criar todo tipo de presentes: bolsas de mão, porta-moedas, mantas, cobertores, bijuterias e muitas outras coisas.

Aqui vai um presente do tipo faça-você-mesmo simples e perfeito para meninas de todas as idades: uma flor para o cabelo.

Material:

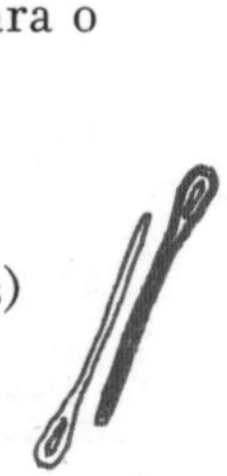

- Uma flor de tecido (pode ser encontrada em armarinhos)
- Agulha e linha
- Um grampo ou arco de cabelo
- Opcionais: purpurina, fitas, lantejoulas etc.

É muito fácil de fazer e é um belo presente para se ganhar. Corte o cabo da flor de tecido e depois, com uma agulha e linha bem forte, costure a flor ao grampo ou arco, com alguns poucos pontos bem apertados, para mantê-la firme no lugar. Acrescente a decoração que desejar — talvez você queira costurar algumas fitas sob a flor, ou acrescentar lantejoulas ou purpurina para dar um brilho a mais. Não se esqueça de fazer um belo embrulho.

Guloseimas

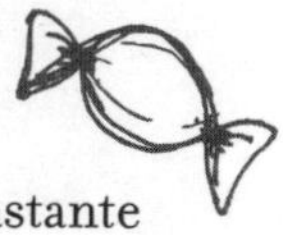

Como cozinhar e assar são atividades que consomem bastante tempo, se você for preparar grandes quantidades, pense antes onde você irá guardar tudo até poder embrulhar e distribuir seus agrados. Se sua geladeira não tem espaço suficiente, você terá que preparar gulodices que possam ser armazenadas em recipientes vedados e em temperatura ambiente. Eis aqui alguns agrados para o deleite de crianças e adultos.

Cupcakes

Assar cupcakes com seus netos pode ser uma atividade prazerosa e criativa, e o resultado serão cupcakes num tamanho perfeito para lambuzar dedinhos infantis.

Rendimento: 18 unidades

Ingredientes:

- 225 g de farinha de trigo
- 275 g de açúcar refinado
- 1 colher de sopa de fermento
- ½ colher de chá de sal
- 110 g de margarina ou manteiga
- 240 ml de leite
- 1 colher de chá de essência de baunilha

2 ovos grandes, batidos

1. Preaqueça o forno a 180°C. Forre as formas individuais com papel.
2. Em uma vasilha grande, misture farinha, açúcar, fermento e sal. Adicione margarina ou manteiga, leite e essência de baunilha. Bata em uma batedeira elétrica em velocidade média por cerca de 1 minuto. Raspe as laterais da vasilha com uma espátula, para se assegurar de que toda a massa está bem misturada.
3. Adicione os ovos e bata por mais 1 minuto, também em velocidade média. Raspe as laterais novamente e então bata em velocidade alta por 1-2 minutos até a mistura estar bem homogênea. Com uma colher, coloque a massa dentro de cada forma (já forrada) até a metade da altura.
4. Coloque para assar no centro do forno por 20-25 minutos, até que um palito inserido no centro de um cupcake saia limpo ao ser retirado.
5. Retire do forno. Deixe esfriar por 5 minutos na forma e então desenforme cada cupcake sobre uma grelha para que esfriem completamente.
6. Depois de frios, cubra cada cupcake com sua cobertura preferida e decore como quiser.

Cookies com chips de chocolate da vovó

Aqui está uma receita fácil e rápida de fazer, perfeita para ser preparada com os netos.

Rendimento: cerca de 40 unidades

Ingredientes:

- 125 g de aveia
- 110 g de manteiga sem sal em temperatura ambiente

- 110 g de açúcar refinado
- 110 g de açúcar mascavo
- 1 ovo grande
- 1 colher de sopa de essência de baunilha
- 110 g de farinha de trigo peneirada
- ½ colher de sopa de fermento
- ½ colher de sopa bicarbonato de sódio
- ¼ colher de sopa de sal
- 75 g de lascas (ou gotas, se você encontrar) de chocolate amargo
- 75 g de lascas (ou gotas) de chocolate ao leite
- 75 g de lascas (ou gotas) de chocolate branco
- 50 g de nozes-pecã picadinhas

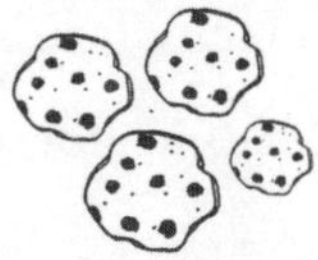

1. Preaqueça o forno a 190°C. Coloque a aveia no liquidificador ou processador e bata por cerca de 1 minuto, até que fique fina.
2. Bata a manteiga com os dois tipos de açúcar numa vasilha grande, com a batedeira elétrica, até obter uma massa homogênea. Acrescente o ovo e a essência de baunilha, batendo sempre.
3. Em outra vasilha, misture a aveia processada com a farinha, o fermento, o bicarbonato de sódio e o sal. Devagar, acrescente essa mistura à mistura da manteiga e junte as lascas de chocolate e as nozes, mexendo devagar.
4. Coloque colheradas da massa espaçadas sobre um tabuleiro não untado.
5. Asse até ficarem bem dourados, por cerca de 10 minutos. Os cookies estarão ainda um pouco moles. Retire do forno e deixe esfriarem ainda no tabuleiro por cerca de 5 minutos e então transfira para uma grelha para que terminem de esfriar.
6. Guarde-os num vasilhame bem vedado.

Brigadeiro de panela

É uma ótima ideia de presente para a família e os amigos – todo mundo adora brigadeiro.

Rendimento: cerca de 900 g

Ingredientes:

- 500 g de lascas de chocolate amargo ou ao leite
- 400 g de leite condensado
- Uma pitada de sal
- 50–110 g de nozes ou nozes-pecãs (opcional)
- 1 colher de chá de essência de baunilha

1. Numa panela de fundo grosso, em fogo baixo, derreta o chocolate com o leite condensado. Misture as nozes, se for usá-las, e a essência de baunilha.
2. Distribua uniformemente sobre um tabuleiro quadrado de 20 cm, forrado com papel-alumínio ou filme plástico. Resfrie na geladeira por cerca de 2 horas ou até endurecer.
3. Desenforme o brigadeiro, virando o tabuleiro sobre uma tábua de corte, e corte em quadrados de 2,5 cm. Guarde na geladeira, cobertos.

Bolinhas ao rum

Este é um delicioso presente comestível, adequado para qualquer ocasião. Mas, se você for presentear crianças, lembre-se de suprimir o rum.

Rendimento: cerca de 575 g

Ingredientes:

- 200 g de biscoitos Maria esmigalhados
- 110 g de açúcar de confeiteiro

- 110 g de nozes ou nozes-pecã bem picadinhas
- 50 g de cacau em pó
- 3 colheres de sopa de xarope de açúcar invertido
- 1 colher de chá de essência de baunilha, café, chocolate, amêndoas ou rum
- 4 colheres de sopa de café (o líquido já preparado e NÃO pode ser solúvel), licor de café ou rum escuro
- Açúcar de confeiteiro, cacau em pó ou chocolate granulado para a cobertura

1. Numa vasilha grande, misture todos os ingredientes, exceto aqueles sugeridos para a cobertura. Enrole em pequenas bolinhas e passe-as no açúcar de confeiteiro, no cacau em pó ou no granulado, conforme preferir.
2. Coloque em forminhas de papel e guarde num recipiente vedado. Eu guardo as minhas na geladeira.

Embrulhando presentes

Apresentação é tudo

Descobrir maneiras baratas de embrulhar seus presentes não significa sacrificar a estética. Não adianta comprar um belo presente e jogá-lo sem cerimônia numa sacola ou embrulhar de qualquer maneira. A maioria das pessoas acha difícil fazer belos embrulhos, então, eis algumas dicas:

- Você vai precisar de bastante espaço. Certifique-se de que há papel suficiente para cobrir o presente. Caso seja um presente de formato irregular, é mais inteligente colocá-lo numa caixa e evitar o pesadelo de tentar fazer um embrulho apresentável.

- Tenha alguns pedaços de fita adesiva transparente já cortadas, para não ter que parar tudo e cortar a fita em meio ao trabalho.
- Coloque seu presente no centro do papel e levante um lado do papel por cima do presente até cobrir metade dele. Mantenha o papel no lugar com um peso.
- Levante um lado do papel de forma a cobrir o outro. Remova o peso e mantenha o papel no lugar com um dedo, enquanto coloca a fita adesiva unindo os dois lados do papel.
- Dobre a parte superior do papel para baixo em uma das extremidades, criando duas abas laterais. Achate essas abas contra o lado do presente: restará uma aba triangular apoiada sobre a superfície em que estiver trabalhando. Dobre essa aba triangular para dentro e prenda-a com um pedaço de fita adesiva.

Repita a operação na outra extremidade do presente. Você terá um belo embrulho em mãos.

O papel de presente

Quanto você gasta com papel de presente a cada ano? Eu gastava uma fortuna, considerando a quantidade de presentes que tenho que embrulhar.

Então, comecei a buscar meios mais baratos e criativos para embrulhar meus presentes. Encontrei um fornecedor local de papel de embrulho marrom, barato quando comprado em grandes quantidades. Foi o suficiente por cerca de dez anos. De fato era uma grande quantidade. Basta, então, comprar fitas coloridas em um armarinho, em vez de papelarias, e pode-se comprar as etiquetas da Unesco ou outras ações de caridade.

Caixas

Se você é incapaz de fazer um belo embrulho, pode usar uma caixa de chocolates ou algo do gênero. Basta forrar com um papel bonito para que o presenteado não perceba seu macete.

Reciclagem

Não jogue fora os papéis dos presentes de Natal e aniversário. Desde que o papel não tenha sido rasgado de forma descuidada e não esteja totalmente amassado, poderá ser reaproveitado para embrulhar os presentes de outras pessoas. Mas tome cuidado para não devolver o papel usado para quem o usou com você.

RSVPs

Ao convidar alguém para uma festa, espera-se obter uma confirmação de presença, certo? Lá vou eu de novo, esperando o que geralmente não ocorre.

Uma amiga convidou-me para um jantar para o qual eu deveria fazer a sobremesa e me disse: "Não sei bem se seremos dez ou 18 pessoas". Como alguém consegue preparar um jantar assim? Terá forçosamente que ser para o maior número. Mas se alguém lhe fornecer um número de telefone ou e-mail para confirmação, e você não responder, é uma arrogância achar que esse anfitrião irá colocar um lugar na mesa para você. Não é apenas bom senso, trata-se de boas maneiras.

A regra de ouro

Não faça aos outros o que você não gostaria que fizessem com você.

Basicamente, isso significa que você deve tratar as outras pessoas com o mesmo cuidado e gentileza que gostaria que elas dispensassem a você. Dê sua atenção, ajuda e amizade aos amigos, família, vizinhos, e mesmo a desconhecidos. Quem sabe quando você vai precisar que eles lhe concedam o mesmo?

1ª edição	abril 2012
impressão	Sermograf
papel de miolo	Lux Cream 70 g/m²
papel de capa	Cartão Supremo 300 g/m²
tipografia	Filosofia Regular